AF611929

AMBULANCE MILITAIRE

de la

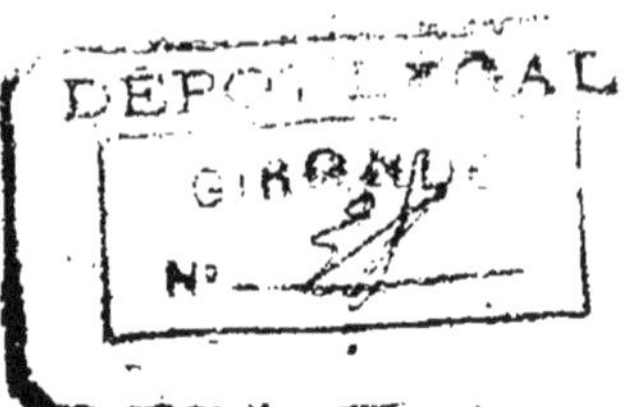

Chambre Syndicale des Employés de Commerce

(Hôpital Bénévole 1 bis)

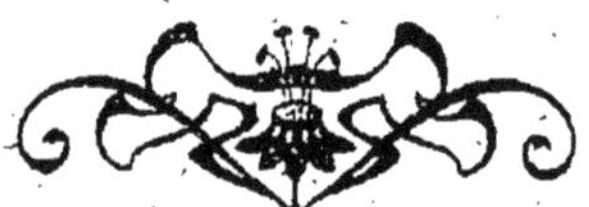

BORDEAUX

IMPRIMERIES GOUNOUILHOU

9-11, rue Guiraude, 9-11

—

1919

AMBULANCE MILITAIRE

de la

Chambre Syndicale des Employés de Commerce

(Hôpital Bénévole 1 bis)

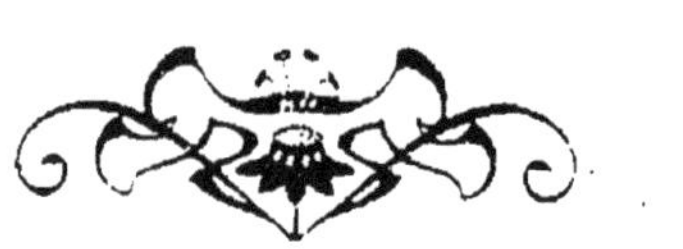

BORDEAUX

IMPRIMERIES GOUNOUILHOU

9-11, rue Guiraude, 9-11

—

1919

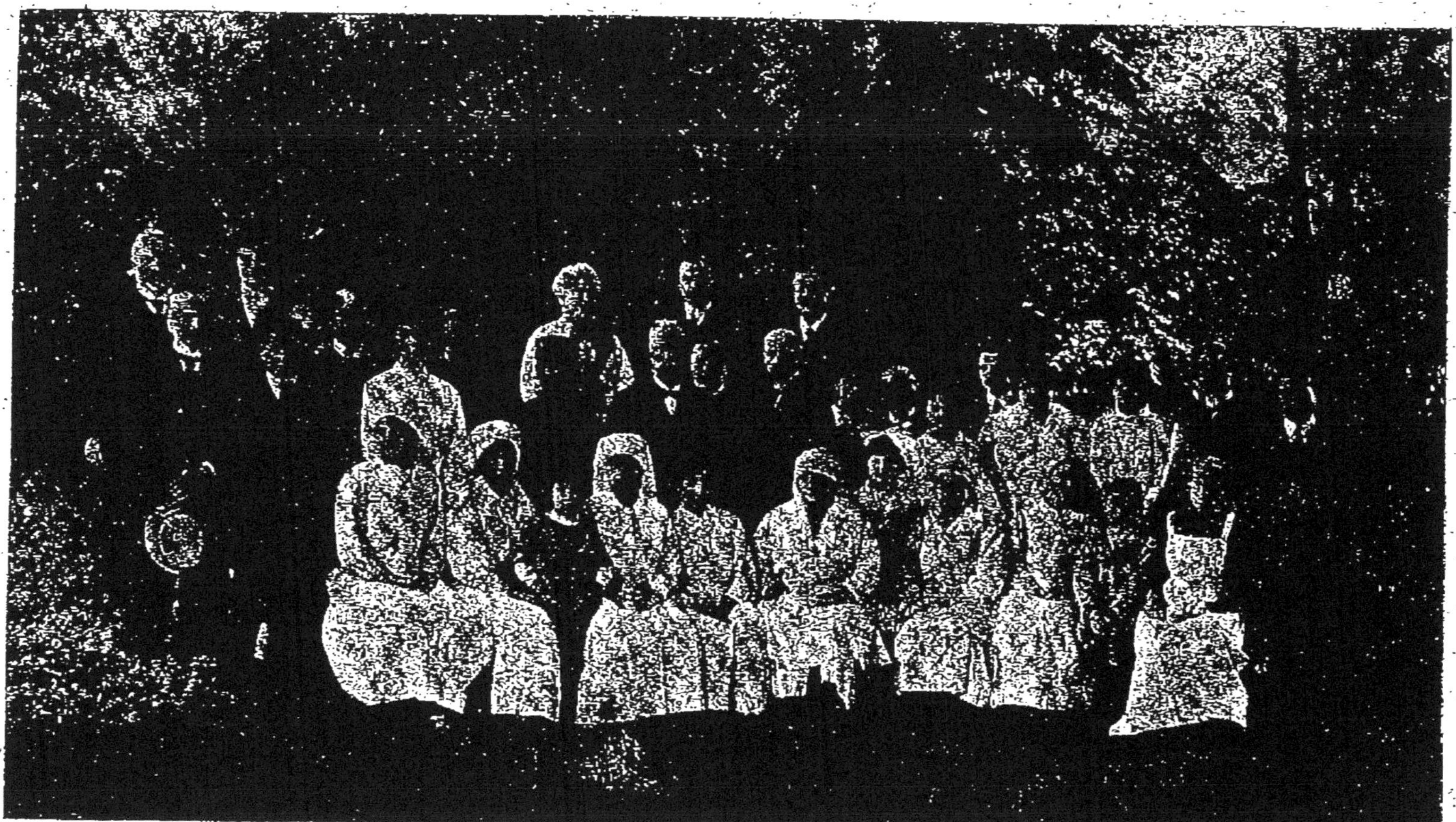

ADMINISTRATION MÉDICALE ET INFIRMERIE

SOUVENIRS D'HOPITAL

Qui de vous ne se souvient des journées de juillet 1914, après l'attentat de Sarajevo, et de la foule qui, toute la journée, place de la Comédie et cours de l'Intendance, attendait les dépêches, les lisait et les commentait? Le silence de la multitude était impressionnant, pas de cris inutiles, nulle vantardise. Par groupes on parlait, on espérait surtout, car la guerre paraissait incertaine à beaucoup. Mais les événements se précipitaient, l'idée arrêtée de l'assassin couronné, de l'empereur allemand, prenait corps, et dès le 31 juillet les esprits avisés jugeaient, avec raison, la guerre inévitable.

Le 31 juillet, souscrivant à d'anciens engagements pris par nos prédécesseurs, vos administrateurs prirent la résolution de demander à une Assemblée générale l'autorisation de transformer notre local en ambulance si la guerre éclatait. Le 1er août, convoqué au siège de la Société de secours aux blessés militaires, nous assistâmes à une séance de répartition de lits, de personnel, de direction. Les engagements étaient de constituer à nos frais trente-cinq lits, le reste des dépenses restant à la charge de la Société de secours aux blessés militaires. Nous demandâmes, ce qui était juste, les places d'infirmières en sous-ordre pour les femmes des administrateurs, ce qui fut accordé. Rencontrant ce jour-là M. le professeur Arnozan, nous eûmes sa bonne promesse d'être notre médecin chef si l'ambulance était formée; même promesse de médecin adjoint de M. le Dr Capitrel.

Ce soir du 1er août, réunion du Bureau pour envoi aux journaux de communications aux sociétaires et au public, sollicitant dons en lits, literie, linge, argent, etc. Le 2 août, jour de la mobilisation, grâce aux éditions successives des journaux, notre appel est connu; nous recevons le lendemain lundi 3 août, jour de la déclaration de guerre, des lits, du linge, des promesses de vin et d'argent qui, hâtons-nous d'ajouter, furent largement tenues.

Et, dès ce 3 août, vivement on est à la besogne de préparation; l'administration convoque l'Assemblée générale pour le jeudi 6 août pour sanctionner la décision syndicale. Cette assemblée, tenue au milieu des lits et des paquets divers attestant que l'appel avait été entendu, fut une séance d'enthousiasme patriotique, de foi ardente en la victoire, de réconfort pour ceux qui partaient ou s'apprêtaient à répondre à l'appel de la mobilisation de leur classe. Bien des fronts étaient cependant soucieux, bien des cœurs se serraient à l'idée d'une séparation; mais la guerre serait de courte durée, elle serait vite terminée, et la victoire glorieuse déchirant en lambeaux le chiffon de papier du traité de Francfort, donnerait enfin à la France la place qu'elle doit avoir de droit dans le monde : la première.

L'ambulance fut donc votée, des brancardiers, des veilleurs se firent inscrire immédiatement. Le président, croyant lui aussi en une solution assez prompte, crut devoir affirmer que l'ambulance ne coûterait rien à la Chambre syndicale, et la séance se termina dans un grand cri de : « Vive la France ! »

Si le Président devait renouveler son affirmation, nous croyons que, comme le Sage, il tournerait plus de neuf fois sa langue avant de prendre pareil engagement. Cependant, subissant l'ambiance du moment, des prévisions générales du temps de guerre, sous l'influence des dons reçus et à recevoir, il est, croyons-nous, largement excusable d'avoir osé avancer que nulle dépense n'incomberait à la Chambre syndicale. Nous verrons par la suite comment fut tenue l'affirmation.

Vers le 10 août, nous fûmes dans l'obligation de nous séparer de la Société de secours aux blessés militaires pour nous rattacher à la Société des Dames françaises, que dirige avec tant de dévouement Mme Gounouilhou. Nous restions maîtres absolus de notre hôpital à condition de le doter du personnel médical, pharmaceutique, d'infirmières, d'infirmiers et d'ouvroir; la direction et le côté pécuniaire restant à notre charge.

Le personnel médical, nous l'avions et combien compétent; restait la délicate question des infirmières de carrière. L'administration des hospices et la sœur supérieure de l'hôpital Saint-André nous sortirent vite d'embarras. Sur notre demande, M. le médecin principal Pouchet, directeur du Service de Santé de la 18e région, nous ayant donné l'autorisation d'ouvrir et tenir hôpital, deux sœurs nous furent envoyées à demeure : sœur Adrienne, sœur Agnès.

En écrivant ces deux noms, nous voudrions pouvoir exprimer notre reconnaissance en termes magnifiques, mais il est des dévouements qui ne se magnifient pas, car ils viennent tout naturellement du cœur et ne prennent leur récompense que dans le sentiment du devoir noblement accompli. Sœur Adrienne n'est restée que quelques mois avec nous, mais nous conserverons toujours d'elle le souvenir impérissable de sa bonté, de sa douceur et de son grand savoir médical. Sœur Agnès a commencé et terminé l'hôpital; pendant quatre ans et demi, ce fut la sœur méthodique, de tête et d'ordre, l'infirmière par excellence qui connaît tout et prévoit tout. Il est juste d'affirmer que le succès de notre formation est son œuvre. Sœur Alice, qui remplaça sœur Adrienne, est restée près de quatre ans avec nous; d'un naturel gai et avenant, sachant au besoin se montrer sévère quand il le fallait, elle fut la parfaite collaboratrice des sœurs Adrienne et Agnès. Que toutes les trois voient dans les lignes de ce rapport un hommage de reconnaissance et de respect, que toutes trois sachent combien vive et sincère est la reconnaissance des employés de commerce.

Il nous est alloué une petite somme par lit et par jour (1 fr. 50); à la réflexion, nous trouvons la portion maigre, mais les dons continuent et, toujours avec l'espoir d'une guerre vite terminée, nous acceptons. Une modification demandée par la Société des Dames françaises n'ayant pu être acceptée par nous, nous sommes transformés en hôpital bénévole, et le Service de Santé en nous donnant le n° 1 crée ce service bénévole. A la fin de la guerre on comptait en France environ 150 hôpitaux bénévoles vivant par leurs propres moyens.

* * *

Le 26 août 1914, tout était prêt; un coup de téléphone de la Santé nous informe qu'un convoi, le premier sur Bordeaux, arrive à dix heures. Nous offrons nos trente-cinq lits. A onze heures, cinq voitures arrivent conduisant trente-deux blessés des batailles de Dieuze, Morhange, Lunéville, Nomény, Château-Salins. Tout le monde est sous les armes : sœurs, médecins, infirmières et infirmiers. On débarbouille nos braves soldats, on les change de linge, on les met au lit et la visite commence.

L'impression de cette première visite restera profondément gravée dans notre mémoire. M. le médecin-chef Arnozan, avec la bonté qui le caractérise, interrogeait le soldat, sondait la plaie, ordonnait le traitement, puis avec de douces paroles, consolait son blessé. Le dernier soldat à voir était un colonial : Adam, le cuir chevelu gauche arraché, un trou énorme à la boîte cranienne; la blessure, non pansée depuis cinq jours, était vilaine, elle faisait impression, et notre bon docteur de se retourner vers nous, de grosses larmes aux yeux, en nous disant : « C'est beau la guerre ! » Cette exclamation nous est restée dans l'oreille comme la condamnation des carnages et horreurs des champs de bataille. Ce n'est pas dans la mêlée, en pleine action, au bruit des mitrailleuses, des balles et des canons, qu'il faut considérer la guerre; au-dessus des bruits assourdissants, plus haut que l'éclatement des plus forts obus, il y a de la gloire dans l'air : on se bat, on tombe, on meurt pour une idée sacrée, et les braves qui, vingt fois dans l'action, auront accompli des prodiges, risqué leur vie refusée par la mort, auront des lauriers et des bravos. Non, il faut voir la guerre à l'hôpital, dans cette atmosphère tiède de salle de douleurs; il faut suivre le médecin à sa visite, examiner avec lui les plaies, suivre également le chirurgien qui coupe, taille et recoud, et ensuite reprendre la même promenade avec les sœurs et les infirmières chargées des pansements et des consolations. Il faut avoir entendu les plaintes, les cris souvent, avoir essuyé des larmes de douleur, cherché à remonter le moral abattu. Il faut avoir soigné un malade, l'avoir disputé à la mort, l'avoir soutenu et assisté à ses derniers moments, l'avoir mis en bière et accompagné à sa demeure dernière après avoir cherché à consoler les parents affligés. Il faut avoir vu tout cela, l'avoir vécu pour comprendre les atrocités de la guerre et maudire à tout jamais le criminel auteur de ces forfaits. L'exclamation de M. Arnozan voulait dire tout cela, et l'émotion nous étreignait à la gorge en examinant l'atroce blessure du colonial.

*
* *

Suivant l'ordre des années, examinons ce qu'a été notre ambulance durant cette guerre.

Le 26 août 1914 : Vignardon, Bourdeau, Pradal, Holive, Lys, Bernard, Adam, Ferrand, Vaillant, Pierre Marc, Maurin, Gaubert, Aubin, Humeau, Vitault, Frouin, Fray, Chauchard, Larcher, Simon, Foulquier, Lavigne, Barbaise, Malgouyre, Cotta, Goron, Croullebois, Pujol, Mathieu, Poujet, Fort, Magnié. Le même soir, nous recevions trois malades; nous étions au complet.

Nous donnerons quelques extraits de lettres, extraits pris parmi les quelques centaines de bonnes et cordiales lettres que nous écrivirent, après leur guérison, nos braves blessés.

Commençons la série par Adam :

« C'est un devoir pour moi de vous remercier, vous, cher Monsieur, mes bonnes et braves sœurs, ainsi que ces bonnes dames Infirmières. Une fois de plus je viens vous exprimer à tous mes meilleurs sentiments de reconnaissance et vous dire merci des bons soins auxquels tous et toutes se sont dévoués pour moi. Je vous quittai en emportant un souvenir ineffaçable. Je ne puis que vous le répéter, vous m'avez sauvé la vie. Ce bon souvenir restera à jamais gravé dans mon cœur.............

» *Signé :* ADAM.

» Sur le front, 18 juillet 1915. »

Le 14 septembre 1914, à onze heures et demie de la nuit, arrivent huit Marocains, armes et bagages. Il est difficile de leur enlever cet arsenal dangereux à tous égards; ils ont en si grande quantité des chargeurs et des balles complètes, que les veilleurs, MM. Dubant et Steller, remplissent une grande caisse de cette pyrotechnie : fusils, revolvers, ceintures à balles garnies sont placés dans le bureau du président, transformé, pour un certain temps, en musée d'artillerie. La Place, prévenue, fait enlever tout le lendemain. Un Marocain refuse de livrer son revolver; on lui enlève par surprise l'arme, l'homme est à surveiller.

Parmi ces Marocains est le célèbre Chocolat qui, jeune gars de dix-huit à vingt ans, sera la joie de l'ambulance par sa gentillesse et surtout par son mercantilisme. Son surnom de Chocolat vient de son amour immodéré de cette substance; il en veut continuellement, en demande sans cesse pour le manger, c'est vrai, mais aussi pour le conserver et le revendre très cher à l'occasion. Même spéculation pour les cigarettes, dont il n'use pas et qu'il implore de tous. Un jour on lui saisit son éventaire, on le cache; il fallait voir Chocolat en quête de ses marchandises, il interrogeait en arabe tout le monde, voulait fouiller toutes les poches et se refusait à donner créance au « c'était écrit » d'Allah. Ce qui était écrit n'aurait jamais dû lui arriver ! Rentré en possession de son magot, il chercha à le liquider; peine perdue, les prix étaient trop élevés.

Il y avait également parmi ces Marocains un petit diable d'homme que ses gestes faisaient passer pour chef de bande; le désigner du titre de caporal fut l'affaire d'un instant pour le personnel. Vêtu, dans l'ambulance, d'un vêtement rouge et de peau café au lait foncé, il se démenait constamment. A son poignet gauche était suspendu un petit sac de toile jadis blanche contenant, disait-il, les oreilles coupées de pas mal de Boches, oreilles conservées dans le sel. Affreux mensonge, le sac ne contenait que des bibelots sans valeur.

Le 15 septembre 1914, de grand matin, nous recevons dix blessés allemands. Le personnel commence par les refuser, mais devant l'ordre formel de la Santé, il faut recevoir ceux qu'on ne peut éviter. Les Marocains font une mine affreuse en voyant le costume prussien : ils veulent zigouiller. Nous sommes prévenus qu'un fils de Mahomet a pu conserver son couteau : il faut surveiller sérieusement.

Les Allemands sont de grands blessés, quelques-uns terriblement. Louvain n'est pas encore brûlée, Reims pas encore bombardée, les atrocités de Belgique inconnues; ces hommes profitent de la commisération que tout être doit à celui qui souffre : ils sont soignés et partagent le bon ordinaire des soldats français moins le dessert et le tabac. Mais les Marocains roulent des yeux et montrent des dents féroces : il sera difficile d'empêcher un drame. Le caporal rouge a, par sa mimique, fait comprendre qu'il ajoutera pas mal d'oreilles à celles qui goûtent le sel du sac. C'est un malin, le caporal ; ce n'est pas lui qui fera le coup, il le fera faire par un des simples sur lesquels il a un réel ascendant. Pour parer aux inconvénients regrettables qui s'étaient produits la nuit avant dans un autre hôpital, où des Allemands avaient été mis à mal par des noirs, nous demandons un piquet à la Place. Trois hommes et un sergent nous sont envoyés; baïonnette au fusil on monte la garde dans les salles, tout fut calme dans la nuit.

Le piquet ne nous a été concédé que pour un soir, à nous de prendre nos dispositions. Les Marocains sont mis le lendemain dans la salle du second, et, le soir, fermés à clé. Incident nouveau à ce sujet. Le caporal, qui baragouinait quelques mots d'un français d'occasion, vint trouver le président. Après les salutations et avec son lyrisme de paroles et de gestes : « Sadi, nous Français ! nous battus pour la France. Allemands raca sont libres, et nous, Français, cric, cric à clé; pas juste, dis? » — « Tu as raison, lui répondit le président ; c'est vrai, les Marocains sont des soldats français, mais ils ne sont pas tous sages comme toi. Cependant, comme tu as raison de réclamer, tu vas prendre la responsabilité de ta réclamation. Tu es caporal, donc tu es un chef : voici la clé de la chambre, il faut qu'à huit heures tes hommes soient dans leur chambre au lit, les lumières éteintes; tu fermeras la porte à l'intérieur et tu garderas la clé. Tu es responsable du bon ordre et de la discipline; je m'en prendrai à toi seul si mes instructions ne sont pas suivies et ma confiance mal placée. » Nous ne savons si le bonhomme était réellement caporal, ce que nous savons c'est qu'il courut à l'ouvroir se faire coudre des galons et que, nanti de ce signe honorifique distinctif, il imposa une discipline peut-être un peu sévère à ses compagnons. Un jour un Marocain, taillé dans le bloc, voulut essayer une résistance à un ordre du galonné de neuf; le diable rouge administra une pile soignée au récalcitrant. L'attaque et la défense avaient été si fougueuses qu'un lit en avait rendu l'âme : tout n'est pas bénéfice dans un hôpital discipliné.

Hâtons-nous de parler de l'alimentation de notre ambulance pour saluer la mémoire et remercier une de nos bienfaitrices, Mme Louis Lavergne, qui, avec une obligeance charmante, centralisait dans son magasin les marchandises qu'elle demandait pour nous aux marchandes du marché des Capucins et qu'elle nous livrait ensuite. Pendant des mois, Mme Lavergne fut une de nos providences; légumes et fruits ne furent presque pas achetés d'août 1914 à juin 1915. Morte en 1917, nous exprimons à la mémoire de cette bonne Française notre gratitude et notre reconnaissance.

L'alimentation a joué un grand rôle à notre hôpital. Le matin, café au lait servi dans des bols de copieuse dimension; à onze heures, soupe, plat de viande et légumes avec dessert; à six heures du soir, soupe, deux plats et un dessert, une bouteille de vin par homme et par jour. Le dimanche, café, vin vieux, gâteaux et souvent petit verre. Les jours de fête on mettait du supplément, toujours bienvenu de nos soldats. Quand notre médecin-chef voyait à sa première visite un nouveau venu des tranchées maigre, étique, il se tournait vers nous en souriant : « Patron, voici un homme à engraisser ! » C'était l'affaire de quelques jours; très peu ont résisté au régime bienfaisant d'une bonne et saine nourriture, faite de minutie, de propreté et servie copieusement. Tous les soldats ou presque tous tendaient leur assiette pour avoir du rabiot une fois les portions faites et servies par les sœurs et les infirmières.

Nous avons parlé de gâteaux. C'est une vérité qu'il y a eu tous les dimanches et jours de fête des gâteaux, non des biscuits secs ou des brisés de biscuits, bons pour la semaine; non, il y avait de véritables gâteaux de farine, de beurre, de chocolat, de crème, de confiture et nous ne savons de quoi encore, si ce n'est que nos hommes les dévoraient. Du commencement à la fermeture des pâtisseries, M. Fave, l'excellent pâtissier de la rue Sainte-Catherine, se fit un devoir de régaler de douceurs nos braves blessés. Jamais notre aimable ami n'a oublié ses soldats; même au temps les plus durs des restrictions, ils eurent, le dimanche, leurs gâteaux. Pour sa générosité, pour son geste heureux, M. Fave doit être remercié. Il a voulu, à sa bonne façon, donner à ceux qui avaient souffert pour la patrie, un témoignage d'amitié. Il a grandement réussi à s'attirer en retour la reconnaissance des soldats et celle de ses amis de la Chambre syndicale.

Une autre question, grosse de conséquences pour un hôpital, est celle de la fourniture des médicaments. Un hôpital militaire a sa pharmacie, son préparateur, son pharmacien, ses soldats potards; tout marche militairement sous l'œil vigilant quelquefois, bienveillant les autres fois d'un service qui a souci de sa réputation et de la santé des hommes. Mais dans un hôpital comme le nôtre, créé en vingt jours de toutes pièces, peuplé dans ces vingt jours de trente-cinq blessés et s'apprêtant à en recevoir pas mal d'autres, la question était capitale. Grâce à notre excellent ami M. Rivière, pharmacie Bousquet, elle fut résolue; immédiatement il offrit de fournir tous les médicaments, ce qui fut accepté d'enthousiasme. Ayant un pharmacien de premier ordre, l'hôpital pouvait marcher sans crainte. Fin décembre 1914, voulant arrêter nos écritures de l'année, nous insistâmes plusieurs fois auprès de M. Rivière pour avoir sa note de fournitures déjà longue, nous ne pouvions l'obtenir, et tout le monde sait qu'à la pharmacie Bousquet tout est fait d'ordre et de régularité. Sur nos instances réitérées, pressantes, M. Rivière nous déclara dans une lettre que nous conservons avec reconnaissance, que nous ne lui devions rien, que même la guerre durerait-elle des années, il serait heureux d'être le fournisseur bénévole de l'ambulance : « Laissez-moi accomplir mon devoir, nous écrivait-il, je ne suis pas mobilisé, ces enfants me défendent en défendant la France, je leur dois aide et secours. Permettez-moi de vous remercier de me laisser vous aider à les soigner. »

Et il nous remerciait ! C'est donc sans bruit, avec une modestie aimable unie à un véritable patriotisme, que M. Rivière fut notre pharmacien, de 1914 à 1919. Nous l'avons remercié, faiblement remercié; qu'il retrouve dans ces lignes le sentiment de reconnaissance des blessés, des employés et de l'ami.

Le 16 septembre, le numéro 16 (Allemand), dont la nuit a été agitée et douloureuse, est pris des spasmes du tétanos. Ordre est donné de l'évacuer immédiatement sur Pélegrin, aux isolés. Une auto emporte ce malheureux que nous accompagnons et dont les crises augmentent, imprimant au corps des crispations effrayantes. Cette salle de Pélegrin, avec ses dix ou douze lits blancs contenant chacun un tétanique, est navrante à voir; notre malade arrive à temps pour occuper le dernier lit. Il fait beau, chaud même, chaque homme a sur la figure une gaze à cause des mouches, la pâleur est de cire, les cris sont violents autant que les spasmes sont fréquents, les membres se tordent, le corps se soulève, s'arrondit en arc de cercle, les bras s'arc-boutent, les mains cherchent à crocher, à serrer, les yeux hagards laissent cependant concevoir que l'homme a toujours sa raison, qu'il sent la vie s'enfuir dans ses souffrances, qu'il veut se cramponner à l'existence, et de sa bouche sortent des hurlements avec la bave du spasme, qui s'achève pour recommencer bientôt. Des cris violents sont arrachés par les premières crises, puis les crises successives ayant brisé le corps, les cris diminuent d'intensité pour devenir une plainte continuelle où les cris de « Maman » se distinguent par leur fréquence, et le malheureux, pris à la gorge par le dernier spasme, meurt étranglé par le tétanos qui pardonne rarement.

Voilà ce que nous avons vu ce jour-là à Pélegrin et ce que nous fûmes appelés à y voir plusieurs fois. Le cœur serré, en proie à une violente émotion, nous contemplions la sœur qui, de son pas discret, allait à chaque lit reborder le malade, chasser les maudites mouches, consoler l'agonisant, fermer les yeux de celui qui venait de mourir, donner des ordres pour l'enlèvement du corps. Le contact des tétaniques étant des plus dangereux, nous admirions le courage des sœurs et des médecins dévoués à cette tâche. Dante, quand il a décrit les affres de l'enfer, a dû prendre ses impressions à la vue de tétaniques; au fronton de cette salle d'isolés pouvait se placer l'inscription du poète italien : « Ici, pas d'espérance. » Notre Allemand mourait dans la soirée.

Le 28 septembre 1914, nous recevions Marcq, dont tous nous avons gardé un si bon souvenir. Jeune marié au début de la guerre, craignant de laisser sa femme à la charge de ses parents à lui, qui habitent Paris, il l'accompagne à Soissons et la remet à son beau-père, puis obéissant à la mobilisation, va faire son devoir de soldat. La retraite livre Soissons à l'ennemi, Marcq n'a plus de nouvelles de celle qu'il aime. Sa blessure est grosse, plus grande celle du cœur. Les mois passent sans nouvelles toujours et Marcq nous quitte le 19 janvier 1915 pour retourner au front, après dix jours de permission. Il est blessé une seconde fois; évacué au Puy, il nous écrit : pas de lettres de l'absente. Nous recevons en 1917, de Marcq, une lettre de joie; sa femme, rapatriée, est en Dordogne. Il va obtenir une permission spéciale, car il a gagné la croix de guerre. Sa lettre est courte de phrases, nous le comprenons. Puis un long silence; cependant Marcq ne nous a pas oublié : il s'est, à l'armistice, rappelé ses amis du premier hôpital et nous recevons de lui la carte suivante :

« Je vais passer à vos yeux pour un ressuscité. Nous avons passé tant de mois cruels que le désespoir s'était emparé de nous et de ce point de nombreuses correspondances ont été abandonnées. Mais avec l'heureux résultat le moral a repris son cours normal. J'ai toujours été présent à mon régiment depuis ma seconde blessure; j'ai participé jusqu'au dernier jour à toutes les attractions.

» Vos bonnes paroles m'ont donné du courage surtout dans la situation où je me trouvais, sans nouvelles de ma femme. De se savoir ainsi estimé cela donne du réconfort.

» Je ne saurais vous exprimer toute ma reconnaissance. Merci de tout cœur aussi à Mme Bergaud, dites-lui bien le bonjour de ma part, également aux sœurs, à Mlle Antoinette, aux dames infirmières et au bon docteur et gardez pour vous et votre dame mes bonnes amitiés et mes vœux de bonheur.

» Un de vos pensionnaires,

» *Signé :* E. MARCQ. »

En même temps que Marcq, nous recevions : Rinck, Perrotin, Ferrero, Tardit, Dukarne, Gerboulet, Rossinot, Didier, Grandjean, Girod, Coulon, Mercier, Padey, Poulain, Eyquem, le lieutenant Alcock, aujourd'hui capitaine, décoré de la Légion d'honneur, et le lieutenant Bezombes, mort au front quelques mois plus tard.

Nous n'avions pas à ce moment de salle de chirurgie installée convenablement : les opérations se faisaient au lit du patient, par la suite sur une table spéciale prêtée par M. le Dr Capitrel. En 1915, la salle s'imposa avec l'agrandissement de l'hôpital; en 1916, la salle étant installée, nous n'eûmes plus à transéater nos grands blessés sur une autre formation. Du convoi du 28 septembre, obligation nous est faite, dans l'intérêt des blessés, d'envoyer au bout de quelque temps, sur l'hôpital Ségalier, Ferrero et Mercier. C'est très ennuyeux pour ces braves, mais l'opération est trop grosse pour nos moyens.

Le 8 octobre entrent : Granec, Ferron, Le Guern, Billotte, Mignonneau, Guillemot. Au bout de quelques jours, Ferron et Granec sont envoyés à Ségalier pour grosse opération, ils nous reviennent par la suite. Quand, à la gare, nous prîmes possession du brancard où était couché Billotte, nous nous demandions si on nous livrait bien un homme : c'était un gros paquet de coton rougi de sang, on ne voyait rien du corps. A l'hôpital, débarrassé des multiples pansements sommaires, Billotte nous apparut couvert de nombreuses blessures. Il fut long à guérir, mais on le remit sur pied.

M. Mignonneau a laissé le souvenir d'un ami ; c'est à son initiative que fut ouverte parmi les soldats la souscription qui aboutit, en 1918, à l'achat des deux plaques de marbre qui ornent notre salle de conférences et prouvent la reconnaissance de ceux qui furent soignés à notre hôpital. Mme Mignonneau a fait partie pendant quelque temps de notre ouvroir.

Extrait d'une lettre de Ferron.

« Me voilà rentré chez moi, je suis heureux de vous dire combien, malgré mon malheur, je suis content d'être auprès de ma petite famille. Cependant je n'oublie pas les bons procédés que vous avez eus pour moi, aussi je ne saurais trop vous remercier et vous adresser un grand merci. Mes meilleurs souvenirs à Mme Bergaud, aux dames, aux docteurs et aux amis et recevez l'assurance de mon respectueux souvenir et de ma sincère reconnaissance.

» Un de vos blessés,

» *Signé :* FERRON. »

Extrait d'une lettre de Guillemot.

« Permettez-moi à l'occasion du nouvel an de venir vous présenter, à vous comme à Mme Bergaud, mes souhaits et vœux les plus sincères.

» Je n'ai jamais oublié la manière délicatement amicale avec laquelle vous avez bien voulu m'accueillir dans votre ambulance l'hiver dernier et je pense souvent à la rue des Trois-Conils.

» Je suis actuellement en permission et m'apprête à suivre sous peu un peloton spécial pour gagner mon galon de sous-lieutenant.

» Veuillez être mon interprète auprès de votre dame et des infirmières et croyez à mes sentiments les meilleurs et les plus reconnaissants.

« *Signé :* M. GUILLEMOT. »

Le 12 octobre 1914, Pitre, Hartmann, Beaufils, Villeneuve, Rouqueyrol, Vignon, Laluque, Pilate, Rico, Sadek, Younès.

Rouqueyrol, cousin de Villeneuve, atteint du tétanos, fut transporté à Pélegrin, où il mourut le jour même de son arrivée. Villeneuve, bon garçon de l'Ariège, devait certainement être la coqueluche de son village. Détail séduisant : faisait admirablement sa raie, partageant en deux camps les cheveux. Pitre, très sage tant que le lit lui fut ordonné, devint un buveur de pinard lors des sorties qu'il faisait avec Vignon; Hartmann était atteint de rhumatismes si violents qu'il en avait le corps plié en deux.

Laluque subit une opération à la main et l'ablation d'un doigt. Ce doigt fit le désespoir de sœur Agnès; conservé dans une fiole garnie d'alcool, le doigt absorbait tellement du cher liquide que cela devenait ruineux. On le garda bien longtemps puis il disparut, oncques ne le revit. Pilate et Rico étaient des Algériens qui, blessés, furent soignés. Younès, le farouche Tunisien, agréable comme une porte de harem, facile à soigner, il fallait voir, et criant quand on le pansait comme si on l'écorchait, était un sauvage ne tolérant aucune plaisanterie de ses collègues. Obligé de rester quarante jours la jambe emplâtrée, il faillit rendre fou Sadek, qui s'était constitué son domestique. Un jour, par inadvertance, on lui fit manger du porc, viande qu'il prit pour du veau. Sa colère fut grande, la canne brandie menaçait le personnel, et, par la barbe d'Allah, il ruminait de faire un vilain coup. Sadek était plus tranquille; calme et froid, son tempérament le portait au contraire à la bonté: il appaisait Younès, riait de ses colères et cherchait à se rendre utile.

Extrait d'une lettre de Laluque.

« Je n'oublierai jamais l'ambulance où j'ai été si bien soigné. Le bonjour à tous.

» *Signé :* LALUQUE. »

Extrait d'une lettre de Sadek.

« Je vous remercie infiniment. Vous avez affaire à un dévoué des dévoués et je regrette notre séparation. Vous étiez très gentils vous et Mme Bergaud. Bonjour au docteur Arnozan, à la sœur Agnès en la remerciant du plus noble de mon cœur, à sœur Alice et aux dames.....

» *Signé :* SADEK. »

Novembre amène des blessés, entre autres: Hœrler, Harel, dit grand-père; Roche et un Bordelais dont nous tairons le nom pour ne pas faire réclame à sa maison de commerce. Décembre voit Yvars, Cébédio, Gruaz, Meneau. Le 24, nous fêtons, en un réveillon présidé par notre médecin-chef, la future victoire qui ne doit pas tarder, assure-t-on.

Le 31 décembre 1914, nous avions hospitalisé 128 soldats.

Extrait d'une lettre de Yvars.

« Dès que j'ai eu raconté à toute ma famille combien j'ai été bien soigné chez vous et bien traité, maman n'a pu s'empêcher de pleurer et de me dire combien elle vous remerciait pour tout ce que vous avez fait pour moi et de cette bonne volonté de Mme Bergaud, des sœurs, de Mlle Antoinette et des dames.

» Toute ma famille se joint à moi.

» Un blessé qui ne vous oubliera jamais,

» *Signé :* Yvars. »

Extrait d'une lettre d'Harel,
dit *Grand-Père.*

« Je vous remercie des bons soins que vous m'avez donnés. Jamais je n'oublierai l'ambulance. Mme Bergaud remerciera toutes les dames. Ma femme vous souhaite le bonjour.

» Toutes mes amitiés,

» *Signé :* Harel. »

*
* *

Janvier 1915 n'a rien de saillant que l'augmentation des lits, 45 au lieu de 35. Février voit Buriez, mineur de Vermelles, blessé fortement aux jambes; un commencement de tétanos est heureusement enrayé par les soins de M. le Dr Arnozan; le blessé a d'épouvantables crises, les piqûres en ont raison. Cependant, effrayé du mal, nous faisons venir sa femme; par la suite nous la gardons parmi le personnel appointé.

Actuellement Buriez est retourné à Béthune reprendre son poste de maçon dans la mine.

Ruiz, Deblangy et Ouillet — ces deux derniers évacués plus tard à Ségalier — toujours pas de salle d'opérations. En mars, Vigoureux; avril,

Remazeih, Lamonica; ce dernier, muet par suite de commotion, est rebelle à tout traitement. Sa gorge se refuse à prononcer un son. Un dimanche, étant en promenade à Lormont, il prend un café en compagnie de Sadek; en absorbant le petit verre obligatoire à tout café qui se respecte, le rhum joue le joli tour à notre blessé de l'engouer. Lamonica a une crise effrayante de toux, pense perdre la respiration, mais la crise passée, se met à parler comme père et mère. Nous n'avons pu nous procurer la marque du rhum, c'est dommage à cause de la réclame. Bosc, Sicot l'ambulancier, Salaüm, Bureau.

Extrait d'une lettre de Bosc.

« Que je me trouve loin des bons soins dévoués de l'ambulance de la rue des Trois-Conils. J'éprouve déjà comme une sorte de nostalgie..... »

Mai 1915, augmentation du nombre des lits, de 45 à 60; la bibliothèque est convertie en salle et l'ouvroir transporté au second. Et les blessés continuent; Boirot, Clouet, sergent, qui reçoit le premier la croix de guerre; Héraud, un de nos collègues de La Rochelle; Sardet, aujourd'hui sous-lieutenant.

Extrait d'une lettre de Clouet.

« J'espère que ces lignes vous trouveront en parfaite santé dans l'exercice si délicat de vos fonctions que vous remplissez avec tant de dévouement et une bien belle abnégation.

» Soyez certain que j'emporte de vous un excellent souvenir. Mes hommages respectueux à Madame.

» *Signé :* CLOUET. »

Extrait d'une lettre de Sardet.

« Quand je pense qu'il y a un an que j'étais en traitement dans votre si hospitalière ambulance ! Je n'ai qu'un désir, si je suis blessé, c'est d'y revenir. Je suis passé aux zouaves depuis six mois et vous prie de croire que nous nous sommes déjà bien battus.....

» *Signé :* SARDET. »

En juin, Massin, Devismes, Delhon, Têtu, Cordier, Violette, à qui des éclats d'obus avaient déchiré la gorge entre le pharynx et le larynx, plaie grande taillée en pleine chair. Bismuth, jeune Tunisien engagé volontaire, et Prieur; ce dernier meurt chez nous le 17 juillet. Avant de mourir, Prieur, seul soutien de sa sœur, se préoccupait de son sort, il voulait lui envoyer de l'argent mais lui-même n'en avait pas. Notre caisse fit le nécessaire et Prieur mourut satisfait d'avoir pu envoyer à sa sœur un mandat. Ce fut notre premier décès. Dans le mois de juin, nous avions organisé un concert à Lormont et amené les hommes valides faire, le lundi de la Pentecôte, un déjeuner sur les bords de la Garonne.

Extrait d'une lettre de Devismes.

« En rentrant au dépôt après mon séjour à votre ambulance ma pensée va vers ceux qui m'ont obligé.

» A l'un des premiers rangs je place la maison hospitalière de la rue des Trois-Conils et c'est à son Président que j'adresse mes remerciements les plus vifs pour les bons soins et l'empressement dont j'ai été l'objet.

» Merci également aux bonnes sœurs et aux dames qui n'ont cessé et ne cessent de prodiguer aux hospitalisés les douceurs et les paroles consolatrices.

» Si le destin exige qu'un jour je sois à nouveau évacué, mon plus grand désir, je vous l'assure, est de revenir dans cette maison dont je conserve le meilleur souvenir.

» *Signé :* DEVISMES. »

Extrait d'une lettre de Delhon.

« Je vous fais parvenir tous mes plus sincères remerciements à l'ambulance que vous dirigez avec tant de cœur. Les malades qui vous échoient ne peuvent être placés sous une meilleure étoile. Mon séjour y a été des plus agréables. Toute ma reconnaissance également à M. le Dr Arnozan et aux sœurs Agnès et Alice pour leur dévouement digne de vénération.

» Il n'y a pas de mots suffisamment élogieux pour remercier les bonnes actions des dames qui assurent le service.

» C'est donc avec un bon et durable souvenir que l'on quitte votre Ambulance où le devoir s'y fait par des cœurs aussi nobles et aussi généreux. . . . .

» *Signé :* DELHON. »

Extrait d'une lettre de Têtu.

« Suis au milieu des miens bien heureux. Je pense toujours à la bonne Ambulance des Trois-Conils. J'en garde un ineffaçable et bon souvenir.

» *Signé :* TÊTU. »

Extrait d'une lettre de Cordier.

« Je suis bien arrivé chez mes parents, tous bien heureux de me revoir car depuis un an je les avais quittés. Malgré cela, je voudrais bien encore être auprès de vous car vous avez toujours été bon pour moi, vous méritez bien que je vous remercie et jamais je ne vous oublierai. Je penserai toujours à Mme Bergaud et à M. Bergaud. . . . .

» *Signé :* CORDIER. »

Extrait d'une lettre de Bismuth.

« Je me rappelle avec douce émotion le séjour agréable que j'ai eu le bonheur de passer dans votre confortable hôpital, entouré des bons soins du professeur Arnozan, ce bon et paternel docteur, des sœurs et de la dévouée et bonne infirmière Mlle Antoinette.

» Je ne vous cache pas que j'ai quitté avec regret et le cœur gros votre Ambulance, où j'étais un enfant gâté et un malade bien soigné. J'ai emporté de tous un doux souvenir ineffaçable dans mon cœur. Votre belle œuvre sème du réconfort et du bien à tous ses pensionnaires.

. . . .

» *Signé :* BISMUTH. »

En juillet 1915, un même convoi nous porte des amis : Grégoire, Berthillot, Cordonnier, Chartier, Legrand, Lempereur, excellent dessinateur qui, durant sa maladie, fait des charges et des portraits ; Bataillon, territorial, providence des jeunes blessés ; Girardot, notre petit Pierrot, amputé de cuisse, et Henri Vandenbroucke. Ces deux derniers deviennent les Benjamins de l'ambulance, ils savent vite se faire estimer de tous ceux qui les entourent. Pierre reçoit la médaille militaire étant à l'hôpital ; avec M. Arnozan nous l'accompagnons à la prise d'armes pour être les premiers à le féliciter, et le soir, surprise combien belle pour lui : sa mère, que nous avions fait venir de Gillocourt, pour assister au triomphe de son fils de vingt ans, est là avec la tante. Mlle Forcade, MM. Chardy et Gerbert nous donnent un superbe concert. Aujourd'hui, Pierre est à Paris, marié, père de famille : un petit Maurice lui a été donné. Nous espérons bien un jour aller embrasser Monsieur, Madame et Bébé.

Henri lui aussi fut fêté, à sa remise de médaille militaire, par un concert et une jolie fête de famille : on joua ce soir-là, chez nous, *les Noces de Jeannette* comme jamais les habitués du Grand-Théâtre ne les verront exécuter. Aujourd'hui Henri est marié avec une brave compagne, il s'est créé à Bordeaux une famille dont il fait le bonheur; c'est toujours avec plaisir que nous serrons la main de celui que nous avons soigné et qui est resté notre ami.

Extrait d'une lettre de Grégoire.

« La distance qui nous sépare ne m'empêche pas de penser à vous, au grand dévouement que vous avez eu pour moi durant mon séjour à votre ambulance, aussi je tiens à vous affirmer que je ne l'oublie pas. Quand je dis à ma famille tout ce que vous avez fait pour mes camarades et pour moi, tout le monde est ému jusqu'aux larmes.

» Avant de quitter notre chère ambulance, je vous ai exprimé de vive voix toute ma gratitude; aujourd'hui, je viens vous réitérer toute ma reconnaissance et j'y ajoute celle de ma famille. Tous ensemble nous vous disons à vous et à Mme Bergaud, merci !

» *Signé :* GRÉGOIRE. »

Extrait de deux lettres de Berthillot.

« Souvenir éternel pour l'affection que vous prodiguez à vos malades. Un de ceux qui vous admirent le plus.

» *Signé :* BERTHILLOT. »

Adressée à Mme Bergaud :

« Un qui n'oubliera jamais les bons soins qui sont prodigués dans votre ambulance par vous et votre admirable personnel.

» *Signé :* BERTHILLOT. »

Extrait d'une lettre de Cordonnier.

« J'adresse à Mme Bergaud et à tout le personnel mes remerciements respectueux. En vous remerciant du fond du cœur des bons soins que j'ai reçus à l'ambulance, je vous prie d'agréer l'expression de ma vive gratitude.

» *Signé :* CORDONNIER. »

Extrait d'une lettre de Chartier
(autre *Grand-Père*).

« Je vous remercie vous et votre dame de la bonté que vous avez eue pour moi et ma femme. Nous vous en sommes reconnaissants. Bien le bonjour de la part de ma femme et de moi à tous les camarades et surtout à mes deux enfants blessés (Pierrot et Henri), dites-leur que grand-père Chartier leur souhaite le bonjour ainsi qu'aux dames et aux sœurs.

. . . .

» *Signé :* CHARTIER. »

Extrait d'une lettre de Bataillon.

« Ma famille et moi avons eu à mon arrivée de longs entretiens sur notre chère ambulance, le dévouement inlassable aux blessés.

» Nous vous en remercions et vous prions de présenter nos remerciements aux bonnes sœurs Alice et Agnès, à Mme Bergaud et Mlle Antoinette, aux dames infirmières, à vos dévoués collaborateurs.

. . . .

» *Signé :* BATAILLON. »

Extrait d'une lettre de Mme Bataillon à Mme Bergaud

« Madame,

« Mon mari pendant les huit jours qu'il vient de passer avec moi m'a raconté avec beaucoup de détails tout le dévouement que trouvent les blessés et malades dans votre ambulance. Je vous félicite, Madame, d'être en tête d'une aussi bonne œuvre et croyez que vous avez droit à beaucoup de reconnaissance pour le bien que vous faites. Mon mari et moi n'oublierons jamais les soins qu'il y a reçus.

. . . .

» *Signé :* MARIE BATAILLON. »

Extrait d'une lettre de Legrand.

« Quand je compare les journées vécues parmi vous dans le recueillement et la douce tranquillité de votre hôpital, il vient à mon cœur un bien doux sentiment d'affectueuse reconnaissance.

» Est-il possible d'ailleurs qu'il en soit autrement? A moins d'être un ingrat, peut-on ne pas se souvenir des soins affectueux et dévoués prodigués par nos bons docteurs, des paroles d'encouragement des bonnes sœurs, de la sagesse bienveillante de la direction, de la douce intimité qui régnait entre les camarades et enfin de la bonne volonté de tout le personnel en général.

» Etant chez moi, lorsque je racontais à ma femme, à mes enfants, à mes vieux parents, la manière affectueuse et dévouée avec laquelle nous étions soignés, j'aurais voulu que vous puissiez voir la joie de tous ces yeux, le sentiment de reconnaissance qui montait de leur cœur à leurs lèvres, je suis sûr que vous vous seriez senti largement payé de votre peine.

» Permettez-moi de m'incliner avec respect devant ce faisceau de dévouement qui fait de votre hôpital un séjour aussi charmant et de vous présenter l'hommage de tout mon respect et de mon affectueuse reconnaissance.

» *Signé :* LEGRAND. »

Puis, les mois suivent, les blessés également. Nous notons Grandpierre, Hégo, Dujardin, Feslard, Le Gourierec, Carrier, Dubois, Augras, Lory, Fontaine, Rivet, Duchateau, Vinatier, Grimaud, et l'année 1915 se termine par 563 entrées.

Extrait d'une lettre de Dujardin.

« Je vous écris pour vous remercier du bon cœur que vous avez eu pour moi pendant mon séjour au milieu de vous, car étant sans nouvelles de ma famille, je suis bien seul.

» Vous m'avez donné, Monsieur, toutes les douceurs qu'un père peut donner à son fils ; je vous en remercie.

. . . .

» *Signé :* DUJARDIN. »

Extrait d'une lettre de Dubois.

« Cher Monsieur,
» Chère Madame,

» Je ne puis m'empêcher de vous exprimer ma reconnaissance pour les bons soins qui m'ont été donnés dans votre ambulance et je tiens à vous en remercier.

» Je me souviendrai toujours de mon séjour à Bordeaux et de votre inestimable dévouement. Je vous en serai toujours reconnaissant.

» Je remercie également Mlle Antoinette que j'ai si souvent dérangée pour avoir des mouchoirs, également les sœurs et les infirmières.

. . . .

» *Signé :* DUBOIS. »

Extrait d'une lettre de Rivet.

« Je suis arrivé à bon port à Mâcon, c'est avec joie que je fus accueilli par mes parents; ils furent heureux d'apprendre de vive voix les bonnes joies que j'ai goûtées chez vous. Ils se joignent à moi pour vous transmettre leurs plus grands remerciements à vous, à Mme Bergaud ainsi qu'à tous vos collaborateurs pour toutes les bontés que vous avez eues pour moi et mes camarades; espérons que nous aurons le bonheur de nous revoir après la guerre.

. . . .

» *Signé :* RIVET. »

Extrait d'une lettre de Grimaud.

« Je vous envoie cette petite carte pour vous remercier, vous êtes le premier qui me rendez service pendant la guerre. Présentez de ma part mes remerciements et bon souvenir à la sœur, aux infirmières, en un mot à tout le personnel de l'hôpital que je ne saurais oublier.

. . . .

» *Signé :* GRIMAUD. »

***

Dès le commencement de 1916, la salle de chirurgie s'impose de toute façon; des démarches sont faites par notre médecin-chef pour avoir les instruments. Elles n'aboutissent pas. Nous tenons bon quand même, et en mai nous installons une fort jolie salle munie de tous ses accessoires et instruments. Cette salle a été, à la liquidation, donnée aux sœurs Alice et Agnès, suivant la décision syndicale. Elle a servi aux blessés de la guerre, elle servira désormais aux blessés de la vie.

En janvier 1916, nous recevons notre collègue M. Moustié qui, gravement atteint, est réformé sur place, mais meurt chez lui au mois de juin. Lassègue, soldat enfoui par éclatement d'obus, qui lui a laissé des crises stupéfiantes épileptiformes; Marteau, trépané que nous gardons longtemps. Foucaud, autre trépané avec plaies multiples à la poitrine et au bras; Perrodeau, Phélippeau, que notre ami Laytou nous amène et que les docteurs reconnaissent gravement atteint (mort en juillet 1917); Delporte, Maillard, Gridaine, Gegonne, Caisson le Niçois, Mesnard, Dekeiser, amateur de pinard; David, Goupy, Patron.

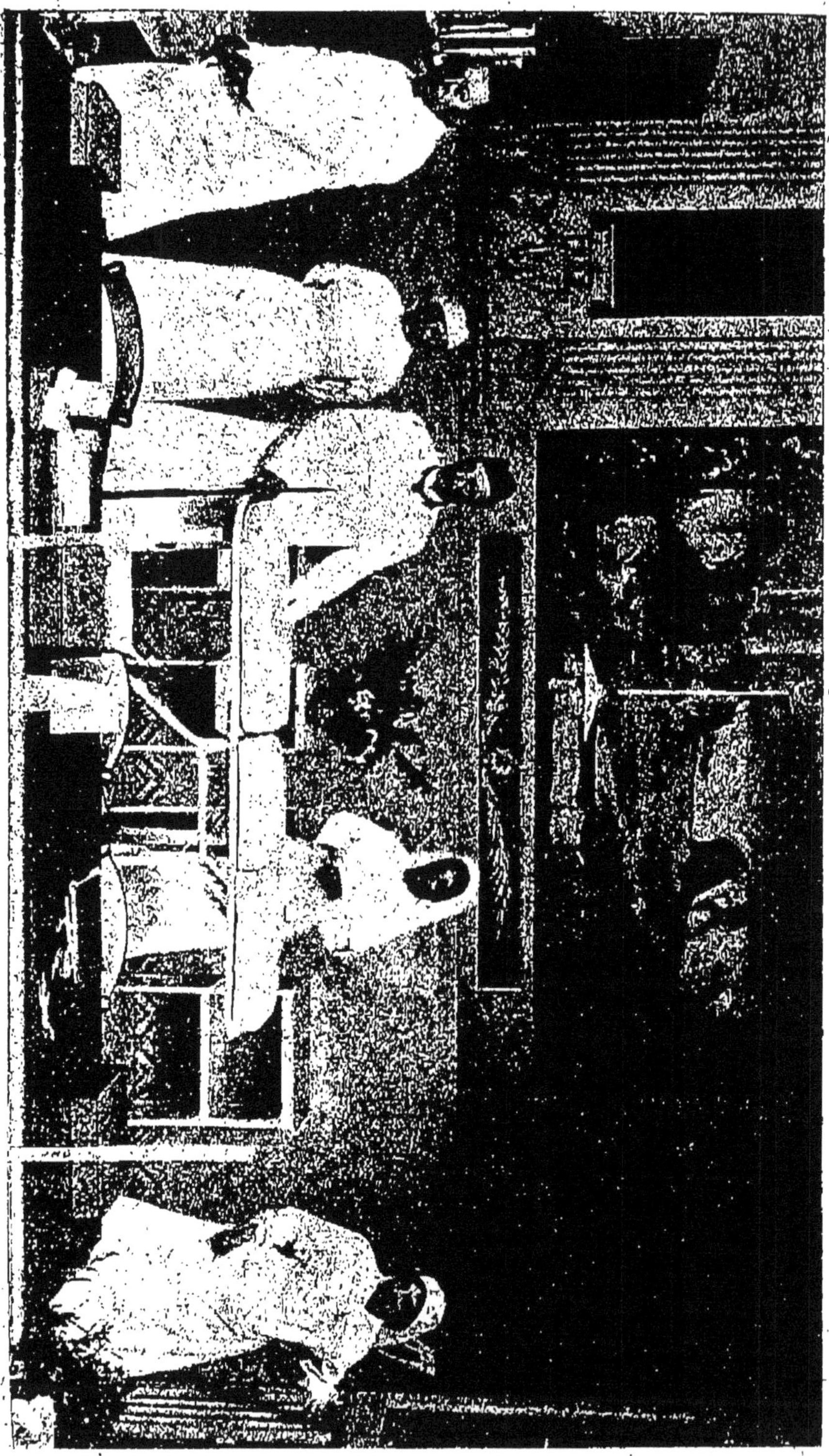

Extrait de nombreuses lettres de Marteau.

. . . .

. . . .

» Je termine ma lettre en vous serrant fortement la main de tout mon cœur car je pense toujours à vous car vous m'avez été bon, vous avez fait tout ce que vous avez pu pour moi. Je suis très content de vous.

» *Signé :* MARTEAU. »

Extrait d'une lettre de Foucaud.

« Vous devez me trouver ingrat de ne pas vous avoir envoyé un petit mot pour vous remercier du bon accueil et des bons soins que j'ai reçus à votre ambulance.

» Croyez que ce n'est pas négligence mais je suis en famille et le temps est bien court. Je vous envoie mon reconnaissant souvenir et celui de ma famille.

» Votre petit blessé reconnaissant,

» *Signé :* FOUCAUD »

Extrait d'une lettre de Perrodeau.

« Je viens par ces quelques lignes vous témoigner ma profonde reconnaissance en vertu des bons traitements et de l'aimable hospitalisation que vous avez eus pour moi, ainsi que pour tous vos blessés. Je ne saurais trop vanter la bonne tenue de votre ambulance et l'admirable dévouement de tout votre personnel. C'est ainsi que je vous prie d'agréer mes sincères remerciements.

» Je vous prie de présenter mes salutations aux sœurs et au docteur et aux dames.

» *Signé :* PERRODEAU. »

Extrait d'une lettre de Caisson.

« Me voilà chez moi et content des bons jours passés dans votre ambulance dont je conserve un précieux souvenir, sans oublier votre dévouement que vous avez pour nos blessés.

. . . .

» *Signé :* CAISSON. »

Extrait d'une lettre de Patron.

« Deux lignes pour vous témoigner ma reconnaissance des bons soins que j'ai reçus dans votre ambulance, bon lit, bons amis et bonne cuisine.

. . . .

» *Signé :* PATRON. »

Nous recevons également Bertaux qui, évacué d'Épernay, meurt chez nous le 2 mai. Nous avons encore présente à l'esprit la douloureuse scène de la femme et des deux jeunes filles accourant d'Épernay, à notre dépêche, pour embrasser leur mari et père et le trouvant mort sur son lit de parade dans notre salle du Conseil d'administration.

Extraits des lettres de Mme Bertaux.

« Rentrées chez nous, non consolées, mais la douleur apaisée par les marques de sympathie que vous nous avez prodiguées et par les funérailles grandioses que vous avez bien voulu faire à notre regretté époux, père et frère, nous venons vous remercier encore une fois de ce que vous avez fait pour notre cher défunt.

» Sa pauvre mère qui a été bien émotionnée par le récit de tout ce que vous avez fait, se joint à nous ainsi que toute la famille, pour vous remercier bien sincèrement. Le souvenir de notre cher disparu sera toujours lié avec les marques de sympathie que vous nous avez prodiguées; en pensant à lui nous pensons à vous, souhaitant qu'à vos cœurs d'or toute peine soit à jamais écartée.

» Nous vous demanderons encore un service, celui de bien vouloir, au nom de la famille, remercier les bonnes sœurs, le major, les infirmières qui ont prodigué leurs soins à notre cher défunt.

. . . .

» *Signé :* J. Bertaux. »

« Je vous prie d'agréer mes remerciements et ceux de la famille pour la photographie de la tombe de mon regretté mari. Cette photographie, tout en renouvelant ma douleur et celle de mes enfants, nous apporte la consolation de savoir que la tombe n'est pas abandonnée quoique loin de nous.

» Nous vous devons encore cette consolation; au souvenir du défunt se mêlera le vôtre si bon pour nous.

» *Signé :* J. Bertaux. »

Ricard Joseph entré chez nous le 16 mai, meurt le 16 septembre. Il nous a été donné rarement de voir pareil courage et patience faite de douceur. Gravement atteint, condamné par les médecins, nous ne voulûmes pas l'abandonner; les soins les plus délicats lui furent prodigués. Les attentions des soldats rendaient au malade un peu de la gaieté de son âge. Jamais une plainte, toujours le sourire. Joseph s'endormit entouré de ses parents et de nous. Pour tous ce fut une perte car nous nous étions attachés à cet enfant.

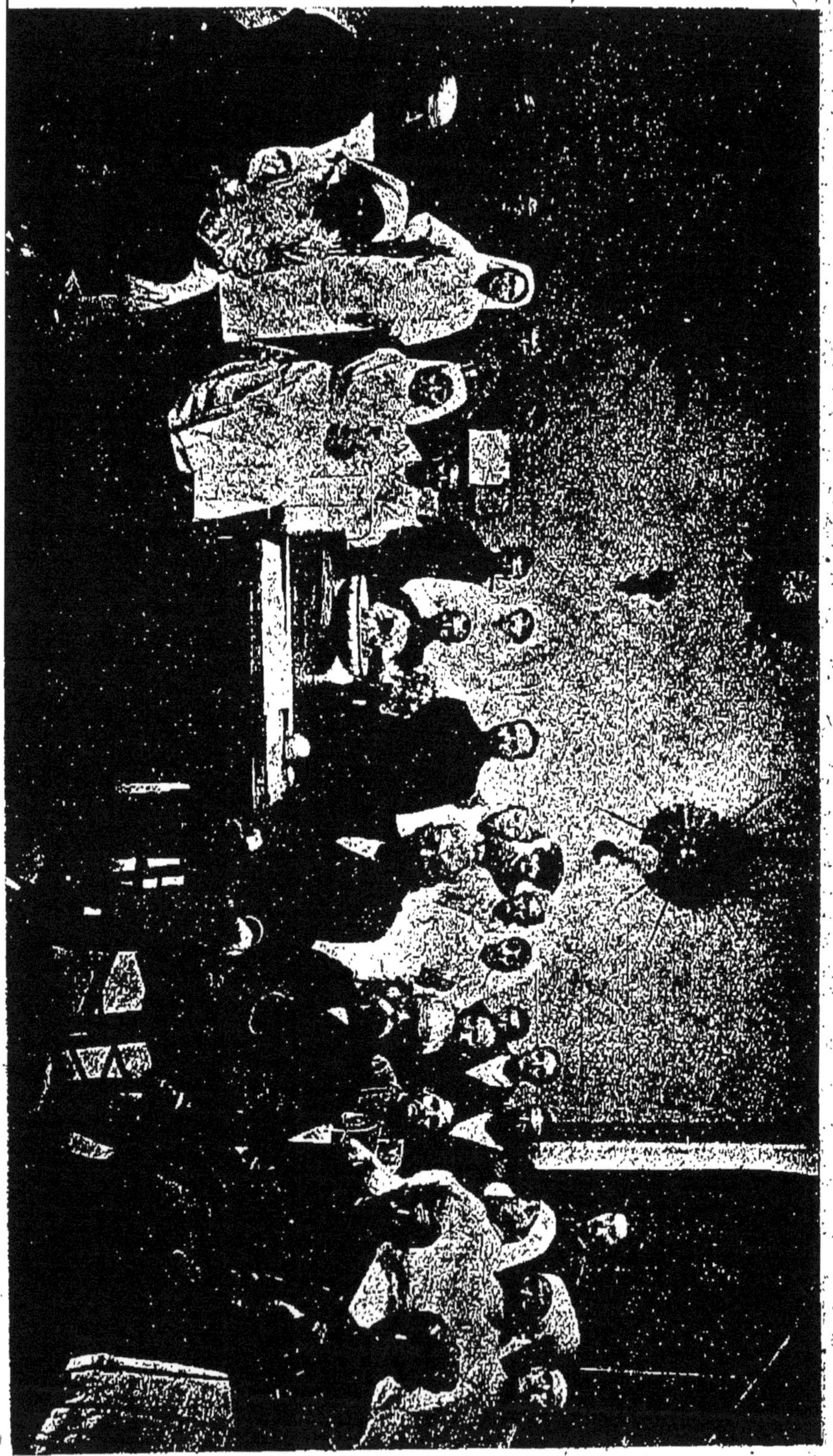

Extraits de lettres de M. Ricard père.

« Bon Monsieur, que Dieu se charge de vous récompenser, que notre cher Joseph voie du haut du ciel les touchants témoignages de sympathie que vous nous donnez et puisse-t-il être pour vous et pour votre chère famille un protecteur.

» Nos voisins, tous nos amis sont heureux de lire les lignes d'enseignement, de félicitations que vous avez adressées à notre cher fils..... Encore et toujours merci d'avoir si bien parlé de lui.

» *Signé :* G. RICARD. »

« Je ne saurais dire assez ma profonde gratitude et celle de ma femme pour la délicate attention que vous nous faites.

» Nous vous adressons un merci en lequel nous mettons tout notre cœur. Combien il nous est doux dans notre douleur d'être entourés de votre chaude sympathie. Veuillez transmettre à votre dame notre respectueux et reconnaissant souvenir, ainsi qu'aux personnes de l'ambulance qui ont été si dévouées pour notre cher fils.

» Depuis de longs jours nous parlions d'aller à Bordeaux nous agenouiller sur la tombe de notre cher fils, mais nous attendions pour réaliser notre désir la venue de notre soldat qui espère avoir sa permission à la fin du mois.

» Nous serons heureux d'aller vous dire de vive voix combien nous sommes touchés de votre délicate bonté.

. . . .

» *Signé :* RICARD. »

Scala, Covillers, le jeune tambour qui resta de mai à octobre; Grandjean, un de nos collègues employé parisien; nous faisons venir sa femme pour assister à sa décoration. Frécon, Anglard, Carrega, qui est dirigé, en août, sur l'hôpital du Grand-Palais; Deroche, Lalaurie, Marboutin, Deleage, Bringel, Labastie qui, amputé des deux mains, plaies à la face et cataracte, reçoit les meilleurs soins; nous le gardons un an. Réformé et revenu à Salies, une place lui est trouvée à Bordeaux grâce aux sœurs Alice et Agnès. Il occupe pendant quelques mois cette place mais meurt en peu de jours de la grippe. C'était un brave et honnête homme dont nous saluons avec émotion la mémoire.

Cazaux, Touzeau, Fougay, Bourgoing, Dugornay dont le bras était broyé par éclatement de canon; Bouilly, Albert Jean, un de nos braves agents municipaux, décoré de la croix de guerre; Meunier, Merlin, un de nos bons amis; Viotti, Bigotte, Hillairet, Nonné, Régnier, Vendrie, Castagna, Siegfried, Fougnié, Delemotte, Joyau, Bressy, Alotte, Rochat, Aron, Loubradou, Rachel, et nous terminons l'année 1916 par 932 hospitalisations.

*
* *

Le commencement de 1917 est effrayant pour nous; le système des récupérations produit des effets déplorables. Le 2 février nous recevons un convoi de jeunes soldats gravement atteints de pneumonie; le 6 février, deux meurent dans la nuit : Dussirey et Lauga. Un autre est âprement disputé à la mort par MM. Arnozan, Capitrel et Loumeau; un dimanche après-midi, une intervention chirurgicale s'impose, elle est faite, mais rien n'arrête la mort, et Hivert rend le dernier soupir, entre sa mère et sa fiancée, le 15 février. Le 28 du même mois, Lagarde, ancien cocher rue du Loup, meurt également; le 29 mars, Rapon, noir de La Réunion, meurt d'une congestion. La mort frappe souvent chez nous, c'est une fatalité. Mars voit venir de nombreux blessés et malades: le jeune Régert, qui, âgé de dix-huit ans, devient le Benjamin de l'ambulance; aujourd'hui décoré de la croix de guerre.

Tardy, Ducasse, Touret, Boulanger, Hamon; les gaz ont fait des ravages, les hommes nous sont amenés couverts de brûlures. Notre ami M. Rivière soigne les cas délicats car ces maudits gaz n'épargnent aucune partie du corps; il a une besogne peu récréative. Legay, Cailler, Charpentier, Peret, Rives.

Verdun nous met souvent au complet, plusieurs fois même davantage; on évacue pour faire de la place. Nous commençons à avoir des noirs et des étrangers, des Serbes, des Polonais, des Grecs, des Italiens, des Portugais, des grands blessés retour d'Allemagne.

Le défilé des blessés continue : Le Vergoz, Rieu, Gézat, Letemple. Le 2 août meurt le jeune Villepontoux. Nous avons du père des lettres charmantes.

Le 24 août, Jacaud entre à l'hôpital; son état

grave s'empire, on l'entoure de soins, sa femme est appelée à son chevet, mais la mort veut sa proie et le pauvre soldat nous est enlevé le 10 octobre 1917.

Extrait d'une lettre de Mme veuve Jacaud.

» Quinze jours se sont écoulés depuis notre grand malheur et nous n'avons pas voulu attendre plus longtemps ma fille et moi pour venir vous témoigner toute notre reconnaissance car vous avez été pour nous comme de véritables père et mère.

» Nous avons été reçues à l'hôpital comme jamais ailleurs on ne l'aurait été. Je suis restée près du lit de mort de mon pauvre mari comme s'il avait été chez nous et depuis son décès jusqu'à notre départ personne de vous ne nous a abandonnées.

» Aussi, soyez certains, Monsieur et Madame, que le reste de ma vie je n'oublierai jamais tout ce que vous avez fait pour nous.

» Vous voudrez bien faire part de notre lettre à Mlle Antoinette, qui fut toujours elle aussi un véritable soutien pour nous ainsi que pour mon pauvre mari. Nous lui témoignons toute notre reconnaissance.

» Un bon souvenir aussi à la concierge et à celle que vous nommez Marie et à toutes ces bonnes infirmières qui ont toujours été si dévouées, sans oublier non plus M. Arnozan.

. . . .

» *Signé :* Vve Jacaud. »

Sou-Amadou, Constantin, Gaillaguet, Savignac, Onagoïty, Daney, Valten, Conare, Diop Jupiter, San-Malik, Houedanou, Sow-Amadou, Maillet, qui meurt le 21 octobre, Moncet, Payet, Merchica, Philidias Démétrius dit Sans Blague, Peytavin, Charlee, Duvert, et nous arrêtons l'année 1917 à 1.276 hospitalisés.

Le premier entrant de 1918, Lacave, meurt le 12 février; les Grecs et les Serbes continuent d'arriver, les noirs également et les Polonais. Nous hospitalisons ensuite Coussirat, Jamau, Morelle qui voulait tout réparer et ne réparait jamais rien; Habert, Canjouan, Duval, qui devient l'ami de tous et dont le talent de diction est remarquable. Les ypérités sont nombreux, l'ambulance a du travail. Debrinca, Corbéran, Battut, Ansart, Laheurte, Huret, Scotto, Moussa, Caron, Hélonis, Danois, le joyeux comique des Bouffes; Rabet, l'infirmier chef de la Ligne du Médoc; Expert, le photographe; Lermite, Virot, Bontron, Champeau, Monthéliard, Varoquaux.

Le 5 juillet, Eveillé et Alfonso do Curno Alves, officier marin portugais, meurent le même jour. Les funérailles donnent lieu à une manifestation de sympathie pour nos alliés. Une collecte faite parmi les officiers du bord produit une certaine somme pour nos blessés, qui est remise à notre trésorier. Fourtané, Condom, Gallois, que nous tuons souvent en des manilles meurtrières; Bonnemason, Bouchet, Cérisier, Héry, Lorand, Desgranges, Cailleaud, Cadestin, Camousseigt, un de nos collègues des tissus qui reste avec nous jusqu'au 10 janvier 1919. Fatigué, Guillemot, Larnaudie, qui avait perdu dans le civil la moitié de sa fesse droite, et dans le militaire ses chaussures; Pardol, Cornet qui, évacué d'un hôpital du Nord le 10 octobre, arrive pour mourir chez nous deux heures après son installation; Mérignargues, prix de Rome, dessinateur de la maison Grévin; Dialo Amadou, timide Sénégalais; Baye Semba, qui nous appelle son père et son mère et refuse d'obéir si nous ne lui donnons nous-même des ordres et qui, par sa faconde joviale, réussit à se faire rapatrier à l'armistice.

***

L'armistice s'est déroulé à l'ambulance en deux parties : le jeudi soir 7 novembre, vers six heures, affluence de monde sur l'Intendance et la Comédie : l'armistice était signé, disait-on. Un coup de téléphone nous l'annonce vers sept heures.

Immédiatement, branle-bas de combat : *Marseillaise*, *Madelon*, *Marche Lorraine* sont entonnées de tous, le piano en est enrhumé; pour le remettre on distribue aux soldats du madère et du malaga; du moscatel aux dames, et... il n'y a rien de fait. Il fallut recommencer le lundi suivant; pour enfoncer encore plus le Boche, nous donnâmes aux blessés un menu en lequel les restrictions étaient inconnues, et le soir l'hôtel fut illuminé de haut en bas. C'était réjouissant à voir la joie de nos soldats, tous pensaient à leurs amis du front.

Le 31 décembre nous comptions 1,616 hospitali-

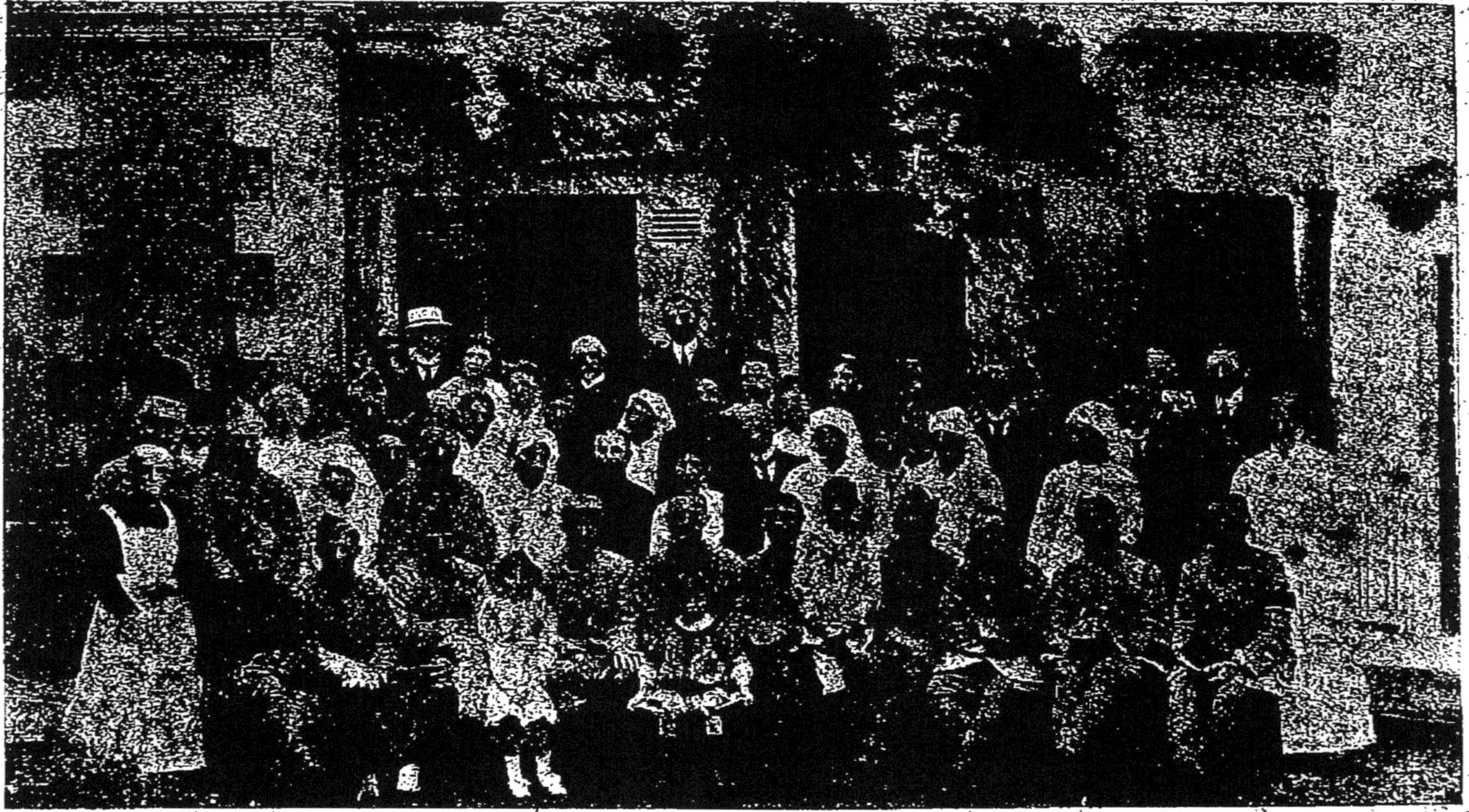

GROUPE D'INFIRMIÈRES, DE SOLDATS ET D'ADMINISTRATEURS.

sations; c'était la fin. Nous recevions de la Santé et du Ministère de la Guerre, avec des remerciements, l'ordre de fermer le 10 janvier 1919. Ce que nous fîmes avec une certaine satisfaction, la guerre étant terminée.

⁂

Notre ambulance a donc duré quatre ans et demi (26 août 1914-10 janvier 1919), hospitalisé 1,616 blessés ou malades militaires, au total 57.440 journées d'hospitalisation. Commencée sans crédit, elle a vécu sans rien demander à notre avoir social; si une avance de 3,000 francs lui a été consentie par l'administration, cette avance fut remboursée à la liquidation. Tous comptes payés et une partie des réparations de l'immeuble soldée par la caisse de l'ambulance, notre œuvre militaire termine son exercice en ayant vécu de sa propre initiative. Ce succès, car c'en est un, est dû à la bonne collaboration de tous, à nos amis et à nos bienfaiteurs qui jamais ne nous refusèrent leur bienveillance.

Avec les sœurs Adrienne, Agnès et Alice, nous remercions :

M. le professeur Arnozan, dont la bonté est à la hauteur de la science professionnelle. Tous les jours notre médecin-chef faisait sa visite, donnait ses instructions, auscultait longuement et patiemment ses malades. Combien de fois l'avons-nous dérangé dans la soirée pour un cas urgent; toujours disposé, il accourait sans jamais nous faire d'observations. M. Arnozan voulait accomplir une œuvre patriotique; il l'a fait avec la générosité dont il est coutumier. Ses malades et les employés de commerce lui conservent une respectueuse reconnaissance.

M. le Dr Capitrel eut un dévouement pareil; du commencement à la fin il resta le collaborateur du maître aimé qu'est M. Arnozan. Surchargé de besogne, délaissant ses occupations professionnelles, il s'occupait de ses blessés avec un soin minutieux, un souci constant d'accomplir son devoir de Français. C'est un beau dévouement que nous remercions profondément.

Au début de la salle de chirurgie, nous n'avions pas de chirurgien en titre; M. le Dr Rabère voulut bien, sur la demande de M. Arnozan, assurer le service. Tout le monde connaît le talent d'opérateur de M. le Dr Rabère; nous eûmes à assister à plusieurs graves opérations qui nous permirent d'admirer le sang-froid, la science, l'aisance admirable de notre chirurgien. M. le Dr Rabère nous a été agréable, nous lui en exprimons notre vive reconnaissance.

M. le Dr Loumeau nous fut ensuite envoyé par le Service de Santé comme chirurgien. Lui aussi, praticien éclairé, n'accomplissait pas chez nous une besogne, c'était le dévouement absolu. Pour hâter une guérison, le chirurgien coupait dans la plaie pour laisser ensuite au chef militaire le soin, par de bonnes paroles, de remonter le moral du malade. Nous aurons toujours sous les yeux la scène émotionnante de l'opération du jeune Hivert. C'était un après-midi de dimanche, M. Loumeau était accouru sur un coup de téléphone de M. Arnozan — pas de retard, un soldat était en danger. — Impossible de porter le patient sur le billard de l'opération, la moindre secousse pouvait lui être fatale; impossible également de l'endormir: ce serait la fin. On fera l'opération sur le lit même où repose le moribond; cette opération consiste à ouvrir avec le bistouri une large plaie au côté droit, la plaie ouverte d'aller chercher le pus qui empoisonne le corps. Nous tenons solidement le malade, car il ne faut pas qu'il bouge. Mmes Fouchier et Warchasky préparent les instruments, aident les docteurs qui examinent l'endroit à ouvrir. Nous sentons passer dans notre chair les cris de cet enfant de vingt ans, nous les sentons vibrer sur nos nerfs tellement ils sont douloureux; mais la plaie laisse échapper un flot visqueux couleur chocolat, d'une odeur répugnante. L'enfant est sauvé pour quatre ou cinq jours, ce soir il pourra reposer et dormir. Cependant, il faut le changer de lit, les couches étant infectées.

Délicatement, avec des soins de père, M. Loumeau prend dans ses bras le corps du petit soldat et encore plus délicatement le porte, le met dans un nouveau lit en adressant à ce moribond qui se plaint, les plus douces, les plus consolantes paroles. Peut-on remercier de tels actes? On salue respectueusement le chirurgien qui, ayant donné son fils à la patrie, disait en portant Hivert : « Il me semblait que je portais mon enfant. » Les soldats reconnaissants ont voulu que le nom de M. le Dr Loumeau figurât sur la plaque commémorative, c'était justice. Nous adressons à notre chirurgien l'expression de notre vive gratitude.

Nous avons parlé de la générosité si aimable de M. le pharmacien Rivière; il nous est agréable de lui redire notre reconnaissance et notre bonne amitié. De même à M. Faye, qui combla nos blessés de douceurs pour leur faire trouver agréable un séjour d'hôpital.

Notre collègue et ami, M. de Bengochéa, fut notre providence. Avec une modestie qui l'honore et qui double le prix de sa noble générosité, il vint au début de l'ambulance nous offrir avec sa cordiale et franche amitié son concours le plus large et le plus nécessaire que nous acceptâmes de grand cœur comme cela nous était offert. Avec une simplicité qui nous touchait, M. de Bengochéa s'intéressait à notre œuvre, qui devenait sienne; il la voulait belle pour les soldats et pour nous. Ce qu'il voulait, c'était accomplir son devoir de Français en venant en aide à ceux qui défendaient la France; c'était d'avoir des égards pour les poilus admirables que les hasards de la guerre nous envoyaient meurtris et blessés. Il n'y eut pas d'attentions plus délicates les unes que les autres qu'il ne sût prodiguer avec tact et générosité. Spontanément, les soldats voulurent son nom sur leur plaque et nous applaudîmes à cette marque de sincère reconnaissance. Que dans les lignes que nous écrivons, notre ami M. de Bengochéa y voie avec l'expression de notre gratitude, notre bonne et vieille amitié lui dire du plus profond du cœur le merci qu'il ne veut pas, mais que nous tenons à dire à celui qui, durant cette longue guerre, a su se montrer un bon Français.

M. Morandière connut notre ambulance par les bons soins de Mme Feuillerat, notre aimable infirmière. Ce ne fut pas en vain que son concours fut sollicité; lui aussi, sans bruit, modestement, voulut apporter sa pierre à notre édifice. Il le fit généreusement en nous offrant des pierres de taille, de la taille de son grand cœur. Nous allâmes souvent frapper à sa porte, toujours ouverte pour nous quand nous parlions de l'ambulance. Que les remerciements que nous adressons à M. et Mme Morandière les récompensent, dans une faible mesure, du bien qu'ils ont voulu faire et qu'ils ont fait.

Dans une ambulance, le rôle des fournisseurs est délicat. Le fournisseur est commerçant, il a marchandises à vendre, frais à supporter, bénéfices à réaliser. S'il sert un hôpital, doit-il pour cela donner sa marchandise et ne réaliser que pertes en cette vente? La réponse est certaine qu'il doit rester le commerçant tout en faisant profiter la formation d'un prix moins élevé que celui de la clientèle, attendu que les livraisons sont plus grosses et journalières. Eh bien! un de nos bons amis, notre laitier, M. Galopin, a réalisé un tour de force. Pendant quatre ans, il nous a servi un lait superbe, un lait qui faisait une crème délicieuse pour nos malades au régime et cela à un prix d'une modestie que nous devons signaler. Jamais nous n'avons manqué de lait; nos soldats servis les premiers, M. Galopin pensait à sa clientèle. Qu'il reçoive des soldats et de nous les remerciements bien amicaux que lui valent et son grand cœur et sa générosité.

Le maire de Bordeaux et le Syndicat de défense des intérêts de la rue Sainte-Catherine furent, au début de l'ambulance, favorables à notre œuvre. Nous les assurons de notre gratitude.

La direction du « Sou des Blessés » nous fit, pendant quelques mois, parvenir les souscriptions qu'elle recueillait des commerçants. Nous lui avons exprimé notre reconnaissance.

Que dire du dévouement de nos infirmières? Inlassablement, sans se rebuter devant la besogne souvent rude de sept heures à sept heures, de soins divers à donner à des blessés et à des malades quelquefois méchants, nos braves infirmières, n'écoutant que leur bon cœur, que leur patriotisme, que le sentiment délicat qui pousse toute femme à se dévouer pour ceux qui souffrent, remplirent admirablement leur rôle de gardes-malades, de consolatrices. Elles ont semé le bien, remonté le moral des affligés et donné l'illusion de la famille à ceux qui en étaient privés et qui souffraient de leur isolement. Aides précieuses de nos sœurs et de nos docteurs, nous les avons vues à l'œuvre et nous leur disons, à ces

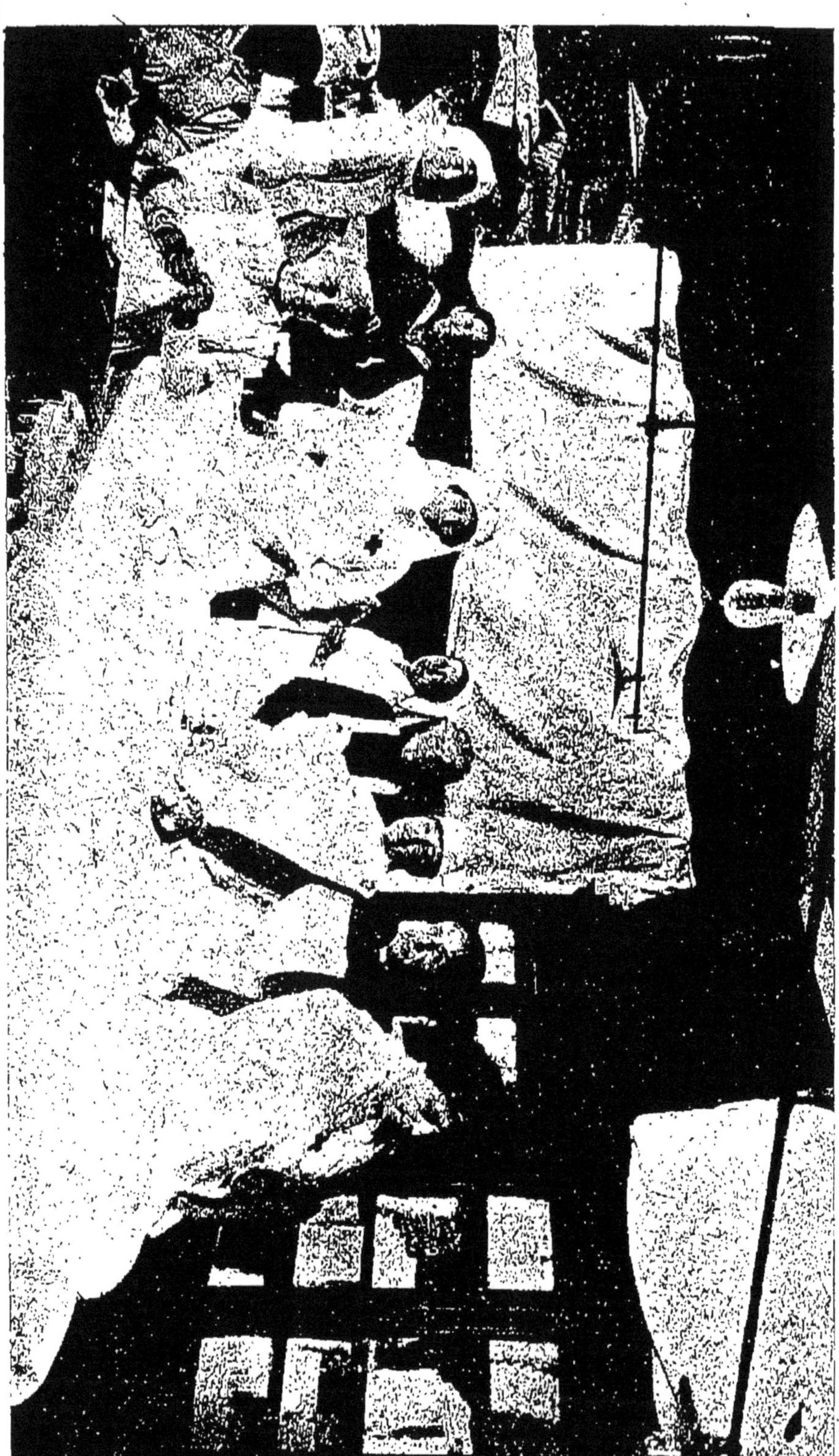

bonnes Françaises, le grand merci que nous leur devons pour leur précieux concours : Mmes Bérard, Dubant, Fabriès, Farmer, Feuillerat, Fouchier, Laytou, Rambaud, Trocherie, Warchasky.

L'ouvroir a rendu de très grands services; installé au début dans la bibliothèque, il fut ensuite transporté au 2e étage, dans la salle du cours de français. Cette pièce convenant admirablement au recueillement exigé par le travail, pièce intime, loin de tout bruit de l'hôpital, nos infirmières travailleuses pouvaient sans dérangement se livrer aux douceurs du reprisage et du raccommodage. A la liquidation, nous avons présenté aux acheteurs du linge en bon état, d'un ordre parfait et d'une propreté qui faisait honneur à l'ouvroir. On s'est disputé sur les prix d'enchères, on a acheté cher, mais les preneurs avaient de bons articles. C'est donc aux efforts persévérants de Mmes Gimaux, Germain, Charron, Boé, Gasser, Millet et Steller, aidées, pour le lissage, de Mlles Renée et Charlotte Trocherie, que nous devons le succès de cette branche de la formation.

Pendant quatre ans et demi, ces dames ont fait œuvre d'ouvrières : travaillant pour les soldats, elles accomplissaient un devoir. Nous les assurons de notre respectueuse reconnaissance.

Les veilleurs bénévoles eurent quelquefois des nuits mouvementées, leur rôle était souvent ingrat; ils l'accomplissaient de grand cœur. Persévérants, ils tinrent ce qu'ils avaient promis au début de la guerre; ils méritent largement les éloges que nous sommes heureux de leur adresser. C'étaient nos collègues et amis : MM. Chicou, Chaperot, Chauvin, Darrigo, Dubant, Dubaquié, Élie, Fouchier, Falgueyret, Fabriès, Garnier, Gouillaud (Louis), Guérin, Lauliac, Laytou, Lubet, Maranchon, Ravel, Steller, Sempé, Sirventon et Thaler. Nous devons signaler tout particulièrement le grand dévouement de M. Garnier et l'en remercier bien amicalement. Des remerciements doivent également être adressés à Mme Mellon, infirmière de nuit, qui nous fut d'une grande utilité, et un souvenir à la mémoire de M. Martel, qui, lui aussi, fut d'un beau dévouement.

Le personnel fut à la hauteur de la situation, dévoué, consciencieux et fidèle. Nous n'avons que des éloges à adresser à Mme Marie Daugareilh et à Mme Clotilde Godet; nous leur sommes reconnaissants d'avoir été les bonnes collaboratrices de l'œuvre.

Mme Ledoux et Mlle Suzanne Ledoux, dévouées elles aussi parmi les plus dévouées, nous aidèrent de tout cœur. Elles étaient toujours prêtes la nuit à recevoir les convois de blessés, à laver, déshabiller et soigner les soldats. Que de nuits elles ont passées à ce travail de fatigue. Les soldats connaissaient leur dévouement; nous savons être leur interprète fidèle en disant à Mme Ledoux et à Mlle Suzanne un bon et sincère merci!

Nos concerts spirituels attiraient une foule d'amateurs. Les recettes étaient appréciables grâce au talent de nos amis artistes. Nous abusions même de leur bon cœur et de leur excellente camaraderie. Que de fois Mlle Duloud, aujourd'hui Mme Rodriguez, a été sur la brèche? Toujours souriante et aimable, elle ne refusait jamais de mettre sa superbe voix au service de ceux qui souffraient. Son exemple était suivi par MM. Blanc et Thibaux, les professeurs de violon qui charmaient les plus délicats; par notre ami M. Davidson et d'autres encore auxquels nous adressons nos remerciements.

M. Vieuille, de l'Opéra-Comique, fut pendant un an infirmier-secrétaire de notre ambulance. Combien nous abusâmes de la bonne volonté du grand artiste. Aujourd'hui nous serions tenté de prier notre ami de nous excuser de la liberté que nous prenions de le mettre à contribution si souvent. Nous ne le ferons pas cependant, car M. Vieuille, avec son bon rire, nous traiterait de bavard en nous tendant largement son amicale main. Qu'il nous permette cependant de lui rappeler les majestueuses manilles dominicales que nous fîmes si souvent; que de fois nous mourûmes ensemble succombant sous le choc de manillons coupés par la manille! et en ami, en véritable ami, de lui exprimer notre gratitude.

MM. les Curés des paroisses voulurent également donner leur concours à notre ambulance en nous permettant d'user de leurs églises pour nos concerts spirituels. Nous adressons nos respectueux remerciements à M. l'archiprêtre Cartau, curé de Saint-André; à M. le chanoine Cartau, curé de Saint-

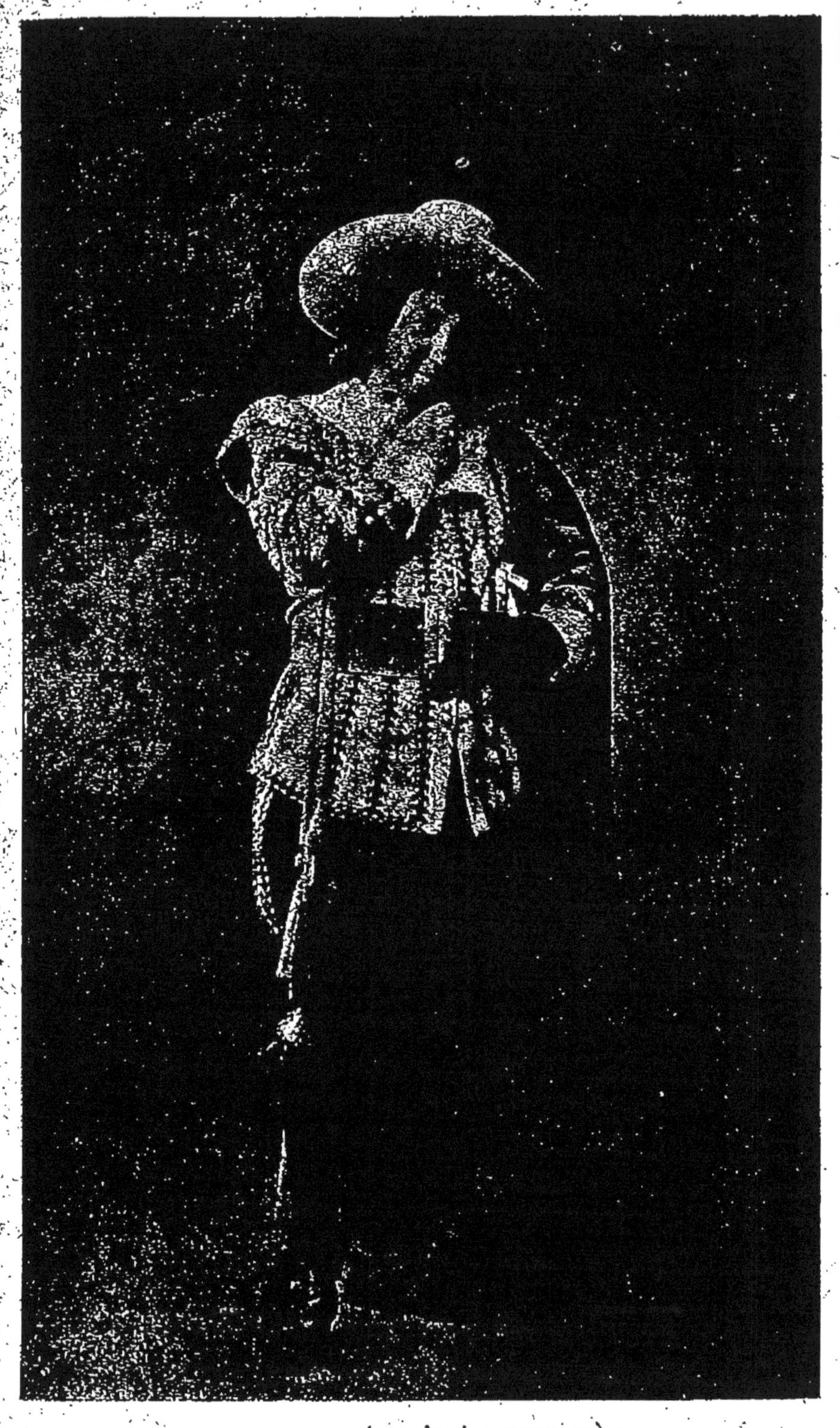

M. VIEUILLE (DE L'OPÉRA-COMIQUE).

Nicolas; à M. le chanoine Desardurats, curé de Saint-Martial, et à MM. les Curés des paroisses de Sainte-Eulalie, Saint-Seurin, Saint-Éloi, Sainte-Marie, Sacré-Cœur, Saint-Pierre, Saint-Michel, Notre-Dame, Saint-Louis, Notre-Dame-des-Anges, Saint-Rémi; à MM. les Curés des communes du Bouscat et de Lormont.

M. le chanoine Bonne, curé doyen d'Étain, réfugié à Bordeaux après la destruction de sa malheureuse ville, nous écrivait la lettre suivante :

« Lormont, ce 9-6-1916.

» Monsieur le Président,

» C'est bien volontiers que je prête mon concours à votre belle œuvre. « Il n'y a rien de si précieux que le sang de » France, » disait notre vaillante sœur Lorraine Jeanne d'Arc. Si vous ne pouvez l'empêcher de couler, du moins vous voulez le refaire en fortifiant vos blessés, en leur renouvelant la vie. Votre œuvre est éminemment patriotique, je la seconderai de tous mes efforts chaque fois que vous jugerez ma parole utile...

» *Signé :* BONNE. »

Un de nos bons amis, M. l'abbé Fontagnères, en plusieurs circonstances, voulut bien prendre la parole pour seconder les efforts de notre œuvre. Maintefois, nous avons regretté de ne pouvoir applaudir les paroles patriotiques de notre éminent orateur. Nous remercions bien vivement celui qui avait amicalement accepté le titre d'aumônier des Employés de commerce.

Des remerciements aussi à MM. Lescouzères, Mauret Lafage, directeurs du Théâtre-Français, pour les galas qu'ils organisèrent en notre faveur, et à M. Bermond qui avait bien voulu nous offrir un piano pour la durée de la guerre pour distraire nos blessés.

Aux généreux donateurs nous exprimons notre profonde reconnaissance :

Mmes

AUPIN.
GIMAUX.
VERROUT.
LAFONT-MOTELAY.
LÉVY.

Mmes

COYOLA.
WEISS (G.).
PIEROT.
FORCADE.
LIDY.

Mmes

Feuillerat.
Rambaud.
Trocherie.

MM.

Arnozan (D^r).
Audoin.
Assurances terrestres (Société des)
Arnaut.
Bernède.
Bergougnan (Maison).
Bargues.
Barse.
Banque de Bordeaux.
Boudignon.
Batut.
Bossès.
Bentéjac.
Bergaud (M^e).
Carré.
Colombier.
Commerçants-détaillants
Castéra.
Chambre de Commerce.
Clavier.
Celhay.
Cadeillan.
Compagnie Transatlantique.
Cosse.
Compagnie de la Côte-d'Argent.
Constantin.
Consulat de Suisse.
Chanoine Cartau.
Coustau.
Cormier.
Coulon.
Capuron.
Cache-poussières (Société des).
Cappeter.
Chicou.
Cazaussus.
Dussacq.
Domy.
Dupuy.
Ducos et Sarrat.
Depaty.
Durousseau.

MM.

Dabadie.
Delor et Cie.
Delille.
E. L. M.
Eberhardt.
Employés Société Générale.
Employés Caisse d'Épargne.
Expert.
Fédération Sténographique Française.
Falgueyret.
Galmot.
Guionie.
Gombaud.
Garnier.
Galibert et Varon.
Galibert.
Ginestet.
Guestier (Président).
Guillemot.
Groupe Aguilana.
Gachassin.
Guille.
Guibert.
Hessel.
Hudson.
India Rubber (Compagnie)
Joyaux.
Jamau.
Labardin.
Lévy (Maison Raoul).
Latrille.
Lande.
Laville.
Loisier.
Lalo.
Léonzi.
Lestage.
Marian.
Motelay (L.).
Maitrise Saint-André.
Marcote.
Monfeuga.
Martin.
Nairac.
Nevers.
Ollé.
Personnel Ponts et Chaussées.

MM.

Petisné.
Préfet (M. le).
Personnel de la Maison Servan.
Personnel des Tabacs.
Pradal.
Queyrou.
Raynaud.
Roux.
R. de la Lajoudonie.
Schröder et Schyller.
Syndicat des Pharmaciens.
Schutless.
Streit.

MM.

Southard.
Sédard.
Silly.
Syndicat des Représentants.
Société des Houilles et Agglomérés.
Servan.
Toulet.
Thévenot.
Verrout-Duverger.
Vernet.
Viaud.
Valentian.

Nos donateurs de vins :

MM.

Adet.
Bardinet.
Bonal.
Barton-Guestier.
Bisquey d'Arraing.
Bouchard.
Bellot.
Bossès.
Boubès.
Brossault.
Brouillaud.
Baziadoly.
Bourdillat.
Bernède.
Chabannes.
Collès.
Calvet.
Claros.
Canau.
Charriaut.
Carsoulle.
Cinzano.
Delage.
Descas.
Dagens.
Ducom.
Delafet.
Eyssan.
Feuillerat.

MM.

Galibert et Varon.
Ginestet.
Gaden et Klipsch.
Gross-Droz.
Gaillard.
Jourde.
Journu et Kappelhoff.
Latrille.
Lacouture.
Lalassère.
Lambert.
Lalande.
Landau.
Lavigne.
Mauvigney.
Michelot.
Muret (de).
Malher.
Paris et Damas.
Paillère.
Pivert.
Péraire.
Rosenheim.
Roberts.
Schröder et Schyller.
Schröder Frères.
Southard.
Turpin-Riou.
Terrier.

La liste serait longue si nous voulions mentionner tous ceux qui nous offrirent des objets divers : linge, literie et d'alimentation. A tous nous adressons l'hommage de notre gratitude, particulièrement à M. Ballande qui, pendant plus d'un an, nous fit don de tout le café qui pouvait nous être utile.

Fin décembre, nous recevions du Service de Santé la mise en réserve de notre formation et, peu de jours après, du sous-secrétariat de la Guerre, l'ordre de fermeture, les hostilités étant terminées.

Le 11 janvier s'effectua la vente du matériel, les objets ayant été remis à ceux qui avaient bien voulu nous les prêter. A huit heures nous savions le résultat complet des opérations. L'ambulance ne coûtait rien à la Chambre syndicale, elle avait couvert ses frais énormes sans rien demander à l'avoir social. C'était un résultat ajouté à celui d'avoir fait le bien et accompli une tâche patriotique.

*
* *

Le lendemain dimanche 12 janvier, c'était fête à notre salle de bibliothèque, revenue à sa destination première. Notre médecin-chef, M. le professeur Arnozan, présidait, entouré du président de la Chambre syndicale, de M. le Dr Capitrel, de MM. Bengochéa, Rivière, Fave, Bermond, Laytou et Rèche.

Étaient présents : Mmes Bergaud, Laytou, Fabriès, Fouchier, Warchasky, Bérard, Trocherie, Farmer, Rambaud, Feuillerat, Gimaux, Rodriguez-Duloud, Germain, Charron, Boé, Millet, Gasser, Steller, Ledoux, Daugareilh et Godet ; Mlles Cazauran, Renée et Charlotte Trocherie, Suzanne Ledoux.

MM. Mougneau, Lauliac, Guesdon, Fouchier, Darrigo, Chauvin, Lubet, Chicou, Arcemisbéhère, Dubant, Chaperot, Steller, Fabriès, Sempé, Thaler, Vandenbrouke, Dubaquié, Blanc, Rodriguez, Galopin et Camousseigt, notre dernier blessé. La salle avait été gracieusement ornée par les soins de M. Garnier. Les gâteaux de M. Fave disparurent rapidement ; c'est si bon en temps de restrictions ! Nous fêtions une double victoire : celle de la France et la nôtre. Nous nous séparions dans une atmosphère de joie et d'amitié.

Le président de la Chambre syndicale adressa à tous ses collaborateurs l'expression émue de ses remerciements; il fit en quelques mots l'historique de l'ambulance, et s'adressant à MM. Arnozan, Capitrel, Rivière et de Bengochéa, les pria de vouloir accepter le souvenir que l'Administration se faisait un plaisir de leur offrir et qui leur rappellera l'ambulance où tous si noblement se sont dévoués. Aux dames, le président distribua la médaille commémorative de leur gracieux et utile concours à notre œuvre militaire. En terminant, le président de la Chambre syndicale leva son verre à nos bienfaiteurs, à nos infirmières, à tous ses collaborateurs, aux soldats et à la France victorieuse.

M. le médecin-chef Arnozan s'exprima en ces termes :

« Monsieur le Président,

» Mesdames,

» Messieurs,

» Après les paroles qui viennent d'être prononcées, mon premier mot doit être un mot de remerciement; mais j'ai tant de remerciements à faire que je suis vraiment en peine de mettre un peu d'ordre dans mes idées et que j'ai peur de m'acquitter incomplètement, même en paroles, de ma dette de reconnaissance.

» Je vous remercie d'abord de ce superbe souvenir, que vous voulez bien m'offrir et qui restera dans mon cabinet, comme un témoignage impérissable de nos quatre années de travail commun, des émotions que nous avons ressenties ensemble, de nos tristesses et de nos joies.

» Je vous remercie ensuite d'avoir bien voulu me faire l'honneur de me donner la présidence de la fête d'aujourd'hui; présidence, mon cher Bergaud, qui vous revenait à tous les titres. Vous avez pendant cinquante-quatre mois été à la peine, vous devriez être aujourd'hui à l'honneur; mais vous avez insisté tellement pour que j'accepte aujourd'hui le fauteuil, que j'ai fini par céder. Je comprends toute la délicatesse de votre pensée et en suis plus touché que je ne saurais le dire.

» Je vous remercie enfin des paroles flatteuses que vous m'avez adressées — ou plutôt non, je ne veux pas vous en remercier. — Vous avez mis ma modestie à une trop rude épreuve pour que je ne vous en garde pas quelque peu rancune; cependant je vous pardonne de grand cœur, mais à la condition que vous me permettrez de mettre les choses au point :

» Lorsque tous les collaborateurs sont à leur poste et remplissent avec zèle et habileté les différentes missions qui leur sont confiées, croyez-vous que la tâche du médecin-chef ne soit pas singulièrement facilitée? Or, c'était le cas de notre ambulance, pendant quatre ans et demi.

» Permettez-moi d'abord de rendre hommage à nos admirables sœurs de charité : sœur Agnès, sœur Adrienne, sœur Alice, qui ont constamment prodigué leurs soins à nos blessés et maintenu parmi eux un état moral et une discipline du meilleur aloi.

» Je dois la même reconnaissance à vos dames infirmières, que j'aimais chaque jour à voir parcourir nos salles dans leur blanc costume et donner à nos malades l'image de la famille absente. Puis à nos veilleurs de nuit, qui, dans l'ombre et le silence, accomplissaient chaque soir une des tâches les plus importantes et les plus fatigantes de l'hospitalisation.

» Je ne puis oublier la collaboration active de mon excellent confrère et ami le Dr Capitrel, que j'associais toujours à mes préoccupations dans mes moments difficiles et dont l'extrême modestie n'a d'égale que le dévouement.

» Avec lui, nos confrères Loumeau et Rabère sont venus bien souvent nous apporter leur précieux concours dans les cas embarrassants, et vous savez avec quel dévouement et quelle complaisance ils accouraient chaque fois à notre appel.

» Si donc j'ai bien dirigé la barque, c'est que je savais que je pouvais compter sur des collaborateurs dont la vigilance n'a jamais été prise en défaut et qui tous ont assuré, avec une complaisance et un zèle irréprochables, les services dont ils étaient chargés.

» Le médecin-chef se fait un devoir de partager avec eux les éloges trop flatteurs qui viennent de lui être décernés.

» Cependant, Monsieur le Président, il y a dans votre charmante allocution une lacune grave que vous me permettrez de combler. Vous avez dit les mérites de tous ceux qui vous ont aidé dans votre belle œuvre, mais vous avez oublié les meilleurs ouvriers de cette œuvre, je veux dire la famille Bergaud. Vous étiez peut-être un peu gêné pour le faire ; mais moi qui n'éprouve pas le même embarras, je tiens absolument à me faire l'interprète de tous en rappelant ce que vous et les vôtres avez fait dans cette ambulance.

» Je dirai d'abord à votre aimable nièce, Mlle Antoinette Cazauran, combien sa bonne grâce, toujours souriante, et son inlassable dévouement ont contribué au succès de l'ambulance. J'exprimerai ensuite à votre admirable femme, Mme Bergaud, avec quel respect nous nous inclinons devant elle, profondément émus du labeur incessant qu'elle a dépensé pendant cinquante mois pour assurer l'important service de l'alimentation des blessés et des malades.

» Ce n'est point sa faute si elle n'a pas succombé à la lourde besogne qu'elle avait assumée. Elle est de celles qui préfèrent la mort au repos avant la victoire. Elle me permettra de lui rappeler que j'ai dû user de mon autorité, et presque me fâcher, pour lui imposer quelques jours d'un repos absolument nécessaire à sa santé. Je le répète, je m'incline avec émotion devant un pareil dévouement aussi modeste qu'infatigable.

» Et je n'ai point encore tout dit, car si chacun a sa part dans ce concert de félicitations et d'éloges, que n'avons-nous pas à dire de vous, Monsieur le Président ? Depuis quatre ans et demi vous avez organisé, dirigé et surveillé cette ambulance avec une activité que rien n'arrêtait, vous avez veillé sur elle avec la sollicitude d'un père pour ses enfants préférés, vous avez négligé vos propres affaires pour la seule affaire que vous aviez au cœur : les soins de nos blessés et la bonne marche de l'ambulance militaire du Syndicat.

» Au cours de cette laborieuse gestion vous n'avez pas toujours rencontré l'approbation que vous méritiez, l'ingratitude et la calomnie ont fait entendre leurs voix fâcheuses; qu'importe, vous avez travaillé pour la patrie et vous avez montré, en poursuivant votre tâche en pleine sérénité, que rien ne pouvait vous troubler dans l'accomplissement de l'œuvre patriotique qui vous était confiée. Laissez-moi vous en remercier de toute mon âme.

» Et maintenant, Mesdames et Messieurs, après avoir travaillé pendant quatre ans et demi, nous allons nous séparer emportant les uns des autres des souvenirs qui ne s'effaceront jamais.

» Nous avons vécu ensemble des journées singulièrement tragiques; nous avons vu arriver dans nos salles, le cœur déchiré, nos glorieux blessés, les uns témoins de nos douloureux revers, les autres héros de nos splendides victoires. Nous avons communié dans les mêmes angoisses, dans les mêmes joies patriotiques. Ces choses-là ne s'oublient jamais. Croyez bien que le souvenir de l'ambulance des Employés de commerce restera à jamais gravé au plus profond de mon cœur.

» Mais, grâce au Ciel, notre œuvre se termine dans la joie de la paix et de la victoire ! Nous ne pouvions rêver un plus beau couronnement à l'œuvre que nous avions entreprise. C'est le cœur plein de ces sentiments que je lève mon verre en l'honneur de mon cher collègue et ami le président Bergaud, en l'honneur de Mme Bergaud et de sa nièce, en l'honneur de tous les collaborateurs de l'ambulance, et que je bois à la prospérité de la Chambre syndicale des Employés de commerce. »

Notre vice-président M. Laytou, au nom de tous les amis de l'œuvre, s'associant aux paroles de M. le professeur Arnozan, espère que le dévouement de ceux qui se sont dévoués sera récompensé comme il doit l'être. Ce sera une joie pour tous de voir Mme Bergaud recevoir la haute distinction qu'elle mérite à tant de titres et qui honorera surtout l'œuvre qu'elle a si bien servie.

Vers six heures, la fête prenait fin en des causeries dont l'ambulance faisait les frais. On rappelait les heures tristes, les jours d'espérance, ceux de victoire et l'on se sépara avec la certitude d'avoir accompli un devoir, le plus sacré de tous : servir la patrie en la personne de ses soldats.

*
* *

Si l'ambulance a montré sa vitalité, si elle a rendu de grands services, c'est qu'il s'est groupé autour de son président-administrateur un faisceau de braves cœurs, un tel concours de bonnes volontés, que la tâche d'administrer était facilitée par ce travail en commun. Ce fut long peut-être, dur souvent, mais devant le résultat acquis, devant le bien que tous ont fait, nous ne pouvons que nous incliner et adresser aux ouvriers de cette belle œuvre notre souvenir ému et reconnaissant.

A. Bergaud.

L'ambulance était soumise à des inspections militaires de semaine et à des inspections de chefs supérieurs. Nous donnons le résultat de ces diverses visites.

DATES	OFFICIERS	OBSERVATIONS.	RÉCLAMATIONS.	NOTES DE L'OFFICIER
15 janv. 1916.	Capitaine BARNIER....	Bonne alimentation.	Réclamations : néant.	Bonne tenue des salles.
12 fév. 1916.	Id.	Id.	Id.	Id.
24 fév. 1916.	Id.	Id.	Id.	Id.
Inspection administrative du 28 fév. 1916.		Alimentation : suffisante et bien préparée. Propreté et tenue des salles : bien. Matériel, literie, lingerie : approvisionnement suffisant, en bon état. Comptabilité : registres à jour et bien tenus. Réclamations des soldats : néant. *L'Officier d'administration principal, inspecteur administratif,* *Signé :* TORREILLES.		
Visite du 29 février 1916 par M. le lieutenant AIRAUD, officier de visite.		Établissement bien tenu à tous égards. Les malades interrogés n'ont formulé ni observations ni réclamations. *Signé :* AIRAUD.		
9 mars 1916.	Capitaine BARNIER....	Bonne alimentation.	Réclamations : néant.	Bonne tenue des salles.
17 mars 1916.	Inspection chirurgicale du major BÉGOUIN..................	Rien à signaler.		
18 mars 1916.	Capitaine BARNIER....	Bonne alimentation.	Réclamations : néant.	Les malades sont tous satisfaits.
24 mars 1916.	Lieutenant AIRAUD....	Très bonne alimentation.	Réclamations : néant.	Les malades témoignent leur satisfaction.
30 mai 1916.	Capitaine BARNIER....	Très bonne alimentation.	Réclamations : néant.	Malades satisfaits.
Inspection du lieut.-colonel, directeur adj.		Hôpital très bien tenu et très bien dirigé. 3 avril 1916. *Signé :* TRILLE.		
5 avril 1916.	Lieutenant AIRAUD....	Alimentation bien préparée.	Réclamat. : néant.	Tenue des salles parfaite.
10 avril 1916.	Capitaine BARNIER....	Id.	Id.	Id.
19 avril 1916.	Lieutenant AIRAUD ...	Id.	Id.	Id.
28 avril 1916.	Capitaine BARNIER....	Id.	Id.	Id.
1er mai 1916.	Capitaine FLORI.......	Bonne alimentation.	Id.	Id.
12 mai 1916.	Capitaine MARTY	Id.	Id.	Établissement fort bien tenu.
19 mai 1916.	Capitaine BARNIER....	Très bonne alimentation.	Id.	Tenue des salles parfaite.
26 mai 1916.	Capitaine GRATEROLLE.	Alimentation parfaite.	Id.	Établissem. parfaitem. tenu.
2 juin 1916.	Capitaine BARNIER....	Très bonne alimentation.	Id.	Bonne tenue des salles.
8 juin 1916.	Capitaine FLORI.......	Bonne alimentation.	Id.	Id.
17 juin 1916.	Capitaine BARNIER....	Id.	Id.	Id.
Inspection du 17 juin de M. le génal AUGÉ.		Très bonne alimentation. Aspect des salles propre et très gai. Formation digne d'éloges. *Signé :* AUGÉ.		
22 juin 1916.	Capitaine GRATEROLLE.	Alimentn. parfaite.	Réclam. : néant.	Établissement digne de félicitations.
30 juin 1916.	Capitaine BARNIER....	Très bonne alimentation.	Réclamations : néant.	Bonne tenue des salles.
6 juill. 1916.	Capitaine TOORENS ...	Id.	Id.	Id.
13 juill. 1916.	Capitaine BARNIER....	Id.	Id.	Id.
18 juill. 1916.	Capitaine GRATEROLLE.	Alimentation excellente.	Id.	Id.
Inspection du lieutenant-colonel TRILLES du 25 juillet 1916..................		Hôpital très bien tenu *Signé :* TRILLES.		
27 juill. 1916.	Capitaine BARNIER....	Très bonne alimentation.	Réclamations : néant.	Bonne tenue des salles.
2 août 1916.	Capitaine FLORI.......	Id.	Id.	Id.
18 août 1916.	Capitaine GRATEROLLE.	Alimentation bien préparée.	Id.	Id.
23 août 1916.	Visite du médecin-chef de la Place........................	Établissement très bien tenu. *Signé :* GODET.		
23 août 1916.	Capitaine BARNIER....	Très bonne alimentation.	Réclamations : néant.	Bonne tenue des salles.
2 sept. 1916.	Capitaine LANOIRE....	Id.	Id.	Id.
8 sept. 1916.	Capitaine BARNIER....	Id.	Id.	Id.
14 sept. 1916.	Capitaine HUBERT......	Id.	Id.	Id.
19 sept. 1916.	Capitaine GRATEROLLE.	Id.	Id.	Id.
22 sept. 1916.	Capitaine BARNIER....	Id.	Id.	Id.
26 sept. 1916.	Capitaine MARTY	Id.	Id.	Parfaite tenue des salles.
6 oct. 1916.	Capitaine BARNIER....	Id.	Id.	Id.
10 oct. 1916.	Capitaine LUPIAC	Id.	Id.	Id.
17 oct. 1916.	Capitaine ÉDIN.......	Id.	Id.	Aspect très propre et très gai.
26 oct. 1916.	Capitaine ONDIÉ......	Id.	Id.	Parfaite tenue des salles.
3 nov. 1916.	Capitaine BARNIER....	Id.	Id.	Id.
10 nov. 1916.	Capitaine MARTY	Id.	Id.	Id.
		Le directeur du Service de Santé constate la tenue parfaite de la formation sanitaire et profite de son inspection pour prier le personnel d'agréer les remerciements du Service de Santé pour le dévouement et l'abnégation dont il fait preuve.		

INSPECTIONS (Suite)

DATES	OFFICIERS	OBSERVATIONS.	RÉCLAMATIONS.	NOTES DE L'OFFICIER
17 nov. 1916.	Capitaine ÉDIN.	Très bonne alimentation.	Réclamations : néant.	Tenue parfaite des salles.
21 nov. 1916.	Capitaine MARTY	Id.	Id.	Id.
1er déc. 1916.	Capitaine BARNIER. . . .	Id.	Id.	Id.
7 déc. 1916.	Capitaine MARTY	Id.	Id.	Id.
15 déc. 1916.	Capitaine BARNIER. . . .	Excellente alimentation.	Id.	Id.
21 déc. 1916.	Capitaine ANDRÉ	Alimentation bien préparée.	Réclamations : néant.	Tenue parfaite des salles.
5 janv. 1917.	Capitaine LAPORTE. . . .	Excellente alimentation.	Id.	Id.
19 janv. 1917.	Capitaine MARTY	Id.	Id.	Id.
Inspection chirurgicale du 24 janvier 1917		Formation bien tenue et bien administrée. *Signé :* Colonel D'ANTREN.		
2 fév. 1917.	Capitaine LUPIAC	Alimentation excellente.	Réclamations : néant.	Parfaite tenue des salles.
8 fév. 1917.	Capitaine SAMELOU . . .	Id.	Id.	Id.
27 fév. 1917.	Capitaine TOORENS . . .	Id.	Id.	Id.
8 mars 1917.	Capitaine MONDEIL . . .	Id.	Id.	Id.
13 mars 1917.	Lieutenant BOUILLET . .	Id.	Id.	Id.
Inspect. administrative du 25 mars 1917.		L'alimentation des malades est soignée et suffisante. Les registres sont à jour. Le matériel et la lingerie sont suffisants et bien entretenus. Établissement très bien et très proprement entretenu. *Signé :* TORREILLES.		
24 mars 1917.	Capitaine LIBERSAC. . . .	Alimentation bien préparée.	Réclamations : néant.	Bonne tenue des salles.
Inspection du 26 mars 1917 de M. le général AUGÉ		Alimentation très bonne, bien préparée. Les blessés et les malades sont en très bon état moral. Résumé : très bien. *Signé :* AUGÉ.		
28 mars 1917.	Capitaine FLORI.	Très bonne alimentation.	Réclamations : néant.	Bonne tenue des salles.
3 avril 1917.	Capitaine LIBERSAC . . .	Id.	Id.	Id.
11 avril 1917.	Capitaine LAPORTE. . . .	Id.	Id.	Id.
18 avril 1917.	Capitaine LIBERSAC . . .	Id.	Id.	Id.
24 avril 1917.	Capitaine LACAMPAGNE.	Id.	Id.	Id.
4 mai 1917.	Capitaine LIBERSAC . . .	Id.	Id.	Id.
11 mai 1917.	Capitaine ANTRAS.	Id.	Id.	Id.
18 mai 1917.	Capitaine LIBERSAC . . .	Id.	Id.	Id.
23 mai 1917.	Capitaine ANTRAS.	Id.	Id.	Id.
2 juin 1917.	Capitaine LIBERSAC . . .	Id.	Id.	Id.
7 juin 1917.	Capitaine LUPIAC	Id.	Id.	Id.
19 juin 1917.	Capitaine FLORI.	Id.	Id.	Id.
21 juin 1917.	Capitaine LIBERSAC . . .	Id.	Id.	Id.
30 juin 1917.	Id. . . .	Id.	Id.	Id.
6 juill. 1917.	Capitaine LUPIAC	Id.	Id.	Id.
12 juill. 1917.	Capitaine LIBERSAC . . .	Id.	Id.	Id.
1er août 1917.	Capitaine TOORENS. . . .	Id.	Id.	Id.
17 août 1917.	Id. . . .	Id.	Id.	Id.
25 août 1917.	Id. . . .	Id.	Id.	Id.
31 août 1917.	Id. . . .	Id.	Id.	Id.
Visite du 31 août 1917 de M. le Directeur-adjoint		Hôpital bien tenu. Les malades sont très bien soignés, bien pansés. Pas de séjours injustifiés. *Signé :* BOUVERY.		
Visites régulières de semaine du 6 septembre 1917 au 5 janvier 1918 de M. le capitaine TOORENS.		Très bonne alimentation. Tenue parfaite des salles.		
Visites régulières de semaine du 16 janvier 1918 au 15 mai 1918 de M. le lieutenant RANC.		Alimentation parfaite. Bonne tenue des salles.		
Visite du 18 mai 1918 de M. l'Inspecteur administratif		Hôpital bien tenu. Alimentation variée et bien préparée. *Signé :* TORREILLES.		
Visites régulières de semaine de M. le lieutenant RANC, du 20 mai 1918 au 30 septembre 1918.		Parfaite alimentation. Bonne tenue des salles.		
Visite chirurgicale du 15 octobre 1918.		Rien à signaler. Blessés bien soignés, bien pansés, hôpital bien tenu. *Signé :* RIVIÉ.		
Visites régulières de semaine de M. le capitaine MALOT, du 10 octobre 1918 au 10 janvier 1919		Très bonne alimentation. Bonne tenue des salles.		

Le 10 février 1919, nous recevions la lettre suivante :

« *Le Médecin-Inspecteur BERGASSE,*
Directeur du Service de Santé de la 18e Région,
» *à Monsieur le Président-Administrateur de l'hôpital bénévole 1 bis, Bordeaux.*

» Au moment où la victoire vient de couronner nos efforts, je tiens à vous remercier personnellement, vous et vos collaborateurs, du dévouement que vous n'avez cessé d'apporter, dès la première heure, à nos glorieux blessés.

» Je vous prie d'être mon interprète auprès des infirmières et des infirmiers volontaires, qui vous ont aidé sans défaillance dans la noble tâche que vous avez entreprise et menée à bien, pour leur exprimer, en même temps que notre gratitude, mes félicitations bien sincères.

» Veuillez agréer, etc.

» *Signé :* BERGASSE. »

Caisse de l'Ambulance

Recettes.

Reçu en souscriptions et dons divers du 1er août 1914 au 10 janvier 1919............F.		41.620 70
Reçu de M. le Maire............F.	2.675 »	
— pour la salle d'opérations.	1.200 »	
		3.875 »
Reçu du Syndicat de Défense des Intérêts de la rue Ste-Catherine.	2.654 05	
— affectés à la salle d'opérat.	500 »	
		3.154 05
Quêtes effectuées aux Concerts spirituels...F.		13.960 20
Recettes des représentations et quêtes faites aux divers théâtres....................		15.734 05
Allocations du Service de Santé............		103.529 10
Reçu pour solde de la salle de chirurgie...		304.85
Produit des diverses loteries..............		13.264 50
Somme versée par les soldats pour deux plaques commémoratives..................		171 65
Vente de tabac..........................		176 »
Vente de produits alimentaires à la liquidation.		4.715 35
Vente du matériel........................		12.678 60
Avances remboursables....................		11.900
Total des recettes.......F.		225.084 05

Dépenses.

Frais généraux du 1er août 1914 au 10 janvier 1919.................................F.	10.702 10
Frais de cuisine et d'alimentation..........	131.859 35
Personnel appointé......................	8.868 25
Achats de vin...........................	20.460 65
Achats d'appareils, locat. d'instruments divers.	1.141 85
Frais de blanchissage....................	9.762 »
Entretien de l'immeuble..................	194 70
Supplément d'assainissement...............	47 25
Frais d'éclairage et chauffage.............	10.691 10
Frais extraordinaires.....................	2.885 65
Achat de tabac aux soldats...............	650 60
A reporter.......*F.*	197.263 50

Report.......... *F.*	197.263	50
Frais de raccommodage et de lingerie......	1.062	75
Achats de matériel......................	4.134	50
Frais relatifs aux concerts spirituels.......	1.478	80
Frais relatifs aux diverses représentations..	2.553	70
Frais d'obsèques de quinze soldats morts à l'ambulance..........................	2.016	20
Frais de la salle de chirurgie..............	2.004	85
Frais de garde-malades..................	752	50
Achat de deux plaques commémoratives.....	230	»
Remboursement d'avances.................	11.900	»
Réparations à l'immeuble de la Chambre syndicale occupé par l'ambulance............	1.687	25
TOTAL DES DÉPENSES ......F.	225.084	05

Nous avons reçu également :

D'août 1914 à fin décembre 1915, en nature (à l'estimation), 4,000 francs environ.

Du Sou du Blessé, en nature (à l'estimation), 600 francs environ.

D'août 1914 à fin décembre 1915 :

22 barriques vin rouge et blanc;
53 demi-barriques vin rouge et blanc;
1 quart vin rouge;
202 litres spiritueux, liqueurs, sirops et vin de liqueur.

PLAQUES DE MARBRE

Offertes par les soldats
et posées dans notre salle de Conférences

1914-1919

Les Blessés et Malades militaires reconnaissants
a M. le professeur ARNOZAN, médecin-chef;
a MM. les docteurs CAPITREL, LOUMEAU, RABÈRE;
a M. RIVIÈRE, pharmacien;
a M. Félix de BENGOCHÉA;
aux sœurs AGNÈS, ADRIENNE et ALICE;
a Madame BERGAUD;
a Mademoiselle Antoinette CAZAURAN;
a M. le président BERGAUD;
aux Dames infirmières, aux Dames de l'ouvroir,
aux Veilleurs, au Personnel.

1914-1919

Les Blessés et Malades militaires
reconnaissants
a la Chambre syndicale
des
Employés de Commerce.

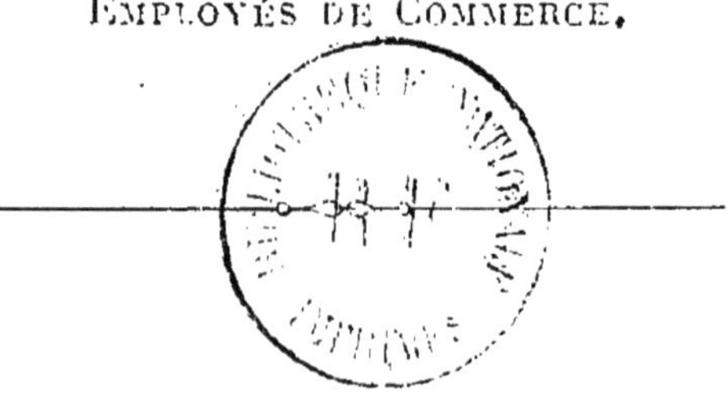

BORDEAUX

IMPRIMERIES GOUNOUILHOU, RUE GUIRAUDE, 9-11.

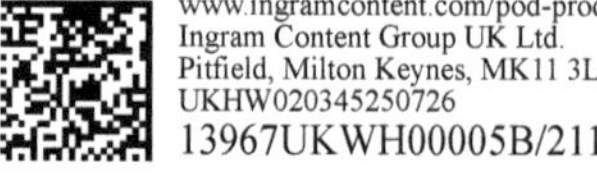

www.ingramcontent.com/pod-product-compliance
Ingram Content Group UK Ltd.
Pitfield, Milton Keynes, MK11 3LW, UK
UKHW020345250726
13967UKWH00005B/2118

9 782012 945029